AF239691

Das Handbuch zur Ausbildung

Kosmetik Fachfußpflege

Das Handbuch zur Ausbildung

Kosmetik Fachfußpflege

UTE MARIA EDDA HOLM

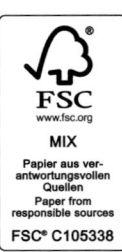

Bibliografische Information der Deutschen Nationalbibliothek
Die Deutsche Nationalbibliothek verzeichnet diese Publikation
in der Deutschen Nationalbibliografie; detaillierte bibliografische
Daten sind im Internet über http://dnb.d-nb.de abrufbar.

© 2012 Ute Holm
Umschlagdesign, Satz, Herstellung und Verlag:
BoD - Books on Demand
ISBN 978-3-8448-3136-8

Inhaltsverzeichnis

Vorwort 7

Gesetzeskunde 9

Unfallverhütung 9

Der Umgang mit den Chemikalien 10

Die Gestaltung der Praxisräume 10

Die Hygiene in der Praxis 11

Krankheitserreger 11

Aufbau der Zellen und Gewebe 14

Der Schädel des Menschen 27

Aufbau des Muskels 29

Hautbeurteilung und Hautdiagnose durch die Kosmetikerin 31

Talg- und Schweißdrüsen, äußere Sekretion 32

Die Hauttypen 33

Der Damenbart 44

Hauttumore 45

Die Massage und ihre Wirkung auf den Organismus 48

Reinigungsmittel 49

Packungen und Masken 53

Das Tüpfelchen auf dem i ist das Make-up 54

Die Körpermuskeln 55

Aufbau und Funktion der Haut Cutis 57

Pigmentbildung der Haut 62

Der Säureschutzmantel, als natürliche Barriere der Oberhaut 63

Die Nervenversorgung der Haut 64

Das Blut 68

Das Lymphsystem 73

Die Anatomie des Fußes 75

Äußere mechanische Einwirkungen auf die Haut 100

Das Hühnerauge 101

Der Geschäftsaufbau 106

Vorwort

Die Kosmetik sowie die Fachfußpflege blicken auf eine lange traditionelle Entwicklungsgeschichte zurück und haben damals wie heute nichts an Aktualität verloren. Was früher als rein pflegerische Tätigkeit gesehen wurde, wird heute gekoppelt mit einem umfangreichen Fachwissen in Anatomie und praxisbezogenen Behandlungsmethoden aus gesundheitsprophylaktischer Sicht. So gehören neben der Theorie und den Praxisschulungen die entsprechenden Praktikumszeiten in einer dermatologischen Ambulanz beziehungsweise Klinik von einigen Wochen. Nur so kann gewährleistet werden, dass später in der eigenen Praxis keine gravierenden Anwendungsfehler vorkommen.

Leider finden wir nur zu oft stark irritierte Hautbilder, die eigentlich ärztlich behandelt werden müssen.

Die kosmetische Behandlung dient nach wie vor nur zur reinen Schönheitspflege, die aber aus gesundheitsprophylaktischer Sicht begleitet werden sollte. Die Kosmetikerin sollte also wissen, wo ihre Grenzen gesetzt sind.

Die Ausbildung zur Kosmetikerin bietet viele Möglichkeiten, angefangen von der eigenen Persönlichkeitsentwicklung, von der Schule zur Geschäftsfrau ist es ein großer Sprung und kann nicht in Kürze bewältigt werden. Das heißt, die Ausbildungszeit sollte wenigstens zwei Jahre dauern.

Die allumfassende Kosmetik setzt sehr hohe Ansprüche an die eigene Person. Die Kosmetikerin hat Vorbildfunktion, sieht blendend aus, ernährt sich ausgewogen, ist dezent geschminkt, sauber und gut gekleidet, trägt einen Kittel, verzichtet auf nachhaltig riechende Nahrungs- und Genussmittel, pflegt einen guten Umgangston und weiß mit schwierigen Kunden gut und höflich umzugehen. Ein fundiertes Wissen ist hilfreich, um die gestellten Fragen bezüglich der Kosmetikprodukte zu beantworten. Weiterbildungen stehen also immer auf dem Programm, um auf dem neuesten Stand der Dinge zu sein. Je bewusster man mit sich umgeht und sich mit der Materie auskennt, desto besser versteht man die Kundin, die ihrem Alltag entfliehen möchte und sich einfach einen schönen stressfreien Tag gönnt. So gehört neben dem harmonisch gestalteten Ambiente eben auch die entspannende Musik, die die kosmetische Anwendung für die Kundin zum Erlebnis werden lässt.

Gesetzeskunde

Die Schweigepflicht in der Kosmetik dient der Wahrung eines Geheimnisses, die die Kosmetikerin durch die Ausführung ihres Berufes erfährt.

Die Schweigepflicht ist geregelt in Paragraph 823 BGB sowie in den Paragraphen 223 bis 226 StGB. Der Schweigepflicht unterliegen alle Kenntnisse, die eine Heil- oder Hilfsperson durch ihre berufliche Tätigkeit erlangt. Insbesondere: Diagnosen und Untersuchungsergebnisse oder Inhalte aus der Krankengeschichte sowie Äußerungen der Patienten über persönliche Anliegen und Sorgen. Auch das Erwähnen eines Namens einer dritten Person zählt dazu.

Zu den rein ärztlichen Gebieten zählen: sämtliche Verletzungen, Entzündungen, Eiterungen, Schwellungen, Hauterkrankungen, Zirkulationsstörungen sowie innere Erkrankungen, orthopädische Erkrankungen, Faltenunterspritzungen, Verabreichung von Medikamenten jeglicher Art.

Unfallverhütung

Einige Regeln im Umgang mit dem elektrischen Strom:

Jede erkennbare Schädigung eines Geräts oder der Zuleitungsschnüre verbietet den weiteren Einsatz dieses Gerätes, es muss durch einen Elektrofachmann repariert werden. Ebenso sollten Geräte, die beim Anfassen leichte Elektroschläge verteilen oder auch nur ein leichtes Kribbeln verspüren lassen, sofort aus dem Verkehr gezogen werden.

Elektrogeräte sind nur an den Isoliergriffen anzufassen, das Berühren der Metallteile ist gefährlich. Die Gefahr erhöht sich, wenn man mit nassen Händen hantiert oder auf feuchtem Boden steht. Man sollte niemals mit einem elektrischen Gerät hantieren und gleichzeitig ein Metallteil berühren (Wasserleitung oder Heizrohre).

Nach dem Gebrauch des Gerätes sollte der Stecker aus der Steckdose gezogen werden. Dabei immer den Stecker anfassen, nicht nur die Schnur!

Der Umgang mit den Chemikalien

Alle Desinfektionsmittel bleiben in der Originalflasche und werden so aufbewahrt, dass kein Kunde Zugang hat (immer gut verschließen).

Die Hautdesinfektionsmittel wie zum Beispiel der 70 %ige Alkohol, der zur lokalen Hautdesinfektion eingesetzt wird, sollte gut verschlossen aufbewahrt werden (er verflüchtigt sich).

Alle sonstigen Chemikalien, wie zum Beispiel Wimpernfarbe und Wasserstoffsuperoxyd, müssen gut verschlossen gelagert werden und bei Gebrauch möglichst seitlich von der Kundin angerührt werden.

Die Gestaltung der Praxisräume

Die Räumlichkeit sollte sich nie im Keller befinden und gut zu pflegen sein, Fliesen oder ein Kunststoffboden bieten sich da an. Die Räume sollten gut zu lüften sein und keine Gardinen, sondern Lamellenvorhänge haben. In jedem Praxisraum sollte eine Waschgelegenheit mit fließendem kalten und warmen Wasser zu finden sein, sowie Seifenspender, Einweghandtücher und Handhautdesinfektion bereitgestellt werden. Die Farbe der Wände sollte uni weiß beziehungsweise pastellfarben sein. Der Praxisraum sollte gut begehbar sein und nicht zu eng möbliert.

Vor allem ist darauf zu achten, dass nach Benutzung des Raumes sofort aufgeräumt wird. Jede Person, die den Raum betritt, sollte davon ausgehen, sie sei die erste Kundin.

Die Hygiene in der Praxis

Alle Flächen, Tische, Geräte, Liegen, Fensterbänke, Toiletten, Türklinken werden mit dem Flächendesinfektionsmittel geputzt. Diese Mittel gibt es in Apotheken und im Medizingroßhandel zu kaufen und müssen gelistet sein. Sonst werden sie vom Gesundheitsamt nicht akzeptiert. Die Reinigung der Geschäftsräume ist täglich vorzunehmen. Diese hygienischen Maßnahmen sind notwendig, weil immer da, wo viele Menschen ein und aus gehen, auch immer eine Infektionsquelle besteht.

Krankheitserreger

Wir unterscheiden vier große Gruppen von Krankheitserregern:

1. Bakterien, dazu gehören die Bazillen, die Kokken, die Spirillen und die Spirochäten
2. Viren
3. Pilze
4. tierische Erreger

Die Bakterien haben einen eigenen Stoffwechsel und vermehren sich binnen kürzester Zeit auf das Vielfache.

Die Viren sind kleiner als die Bakterien, haben keinen eigenen Stoffwechsel und brauchen somit, um überleben zu können, einen Wirt, das Blut beziehungsweise ein bestimmtes Organ, um sich vermehren zu können. Virusbedingte Erkrankungen sind schwerer zu diagnostizieren als die bakteriell bedingten Erkrankungen.

Krankheitsbilder wie AIDS und Hepatitis sind virale Erkrankungen, die meist einen chronischen Verlauf nehmen.

AIDS ist eine angeborene oder erworbene Immunschwäche, hervorgerufen durch das HIV-Virus. Übertragen wird das Virus über den Blutweg, Austausch von Körperflüssigkeiten, kontaminiertes Spritzenmaterial, Blutübertragungen. Die Inkubationszeit beträgt liegt bei einem halben, zwei oder manchmal sogar bis zu 20 Jahren. Erst mit dem Ausbruch der Krankheitssymptome spricht man von AIDS. Eine Impfung gegen AIDS ist zur Zeit noch nicht möglich. Die Symptome bei AIDS sind folgende: hohe Infektanfälligkeit, Bronchitis, Husten, Fieber, Schwäche, Appetitlosigkeit, Lymphdrüsenschwellung, später Haarausfall und Exanthembildung.

Hepatitis – Leberentzündung

Hervorgerufen über das Hepatitisvirus. Mittlerweile unterscheiden wir die Viren von A bis G.

Die Hepatitis kann angeboren sowohl erworben sein. Übertragen werden die Viren durch den Austausch von Körperflüssigkeiten, über den Blutweg, kontaminiertes Spritzenmaterial.

Die Inkubationszeit liegt zwischen 14 und 140 Tagen. Die Hepatitis A kann ganz ausheilen, die Hepatitis B bis G nimmt einen chronischen Verlauf. Eine Impfung ist möglich bei Hepatitis A und B.

Die Symptome bei Hepatitis sind:

Prodromi für einige Tage – uncharakteristisches Krankheitsbild. Durchfall und Verstopfung im Wechsel, verbunden mit starker Müdigkeit, Abneigung gegen Fleisch, Alkohol, Nikotin, Gelbfärbung der

Augen und der Haut, heller bis weißlich verfärbter Stuhl und altbierfarbener, Bierschaum ähnlicher Urin, Gewichtsverlust.

Es ist von Vorteil sich dieser Impfung zu unterziehen!

Pilzesporen finden ihren Zugang vom freien Nagelrand in den Nagel, zersetzen ihn nach und nach, der Nagel verfärbt sich gelblich, bräunlich und verdickt sich und splittert. Es handelt sich meistens um eine trockene Form. Nagelpilz (Onychomykose).

Bei Menschen, die zur trockenen Haut neigen, findet man auch häufig den Fußpilz, der sich schuppig zeigt, zu Hautablösung zwischen den Zehen führt, stark juckt. Unbehandelt führt die Pilzinfektion zu starken Entzündungsherden, der Weg zum Arzt ist unerlässlich.

Die Pilze breiten sich schnell aus, sie haben immer das Bestreben, sich zu vermehren und bilden sich nie von alleine zurück. Hautpilz (Dermatomykose).

Die tierischen Erreger

Angefangen von den Protozoen, das sind mikroskopisch kleine Tierchen, die aus nur einer Zelle bestehen, bis hin zu den mit bloßem Auge wahrzunehmenden Läusen, Milben, Zecken, Maden. Der Befall von Kopfläusen zeigt sich deutlich durch die Ablage von Eiern, den sogenannten Nissen, die ähnlich wie Kopfschuppen aussehen, aber im Gegensatz zu diesen unverschieblich fest am Haar haften. Sie halten sich vorzugsweise im Nacken und hinter dem Ohr auf.

In der Kosmetik sind diese Erreger seltener anzutreffen. Und wenn, dann ist das Gesundheitsamt zu informieren. Behandlung abbrechen, Kunden zum Arzt schicken!!!

In der Kosmetik haben wir es des Öfteren mal mit den Bakterien, mit den Kokken zu tun. Wir unterscheiden bei den Kokken die Diplokokken – Doppelkokken, die Streptokokken – Kettenkokken und die Staphylokokken – Haufenkokken. Die Streptokokken machen den dünnflüssigen, gelblichen Eiter, die Staphylokokken den dicken, aus der Tiefe kommenden, übel riechenden Eiter. Oft findet man alle Kokkenarten zusammen. Die Kokken zählen zu den Eitererregern, die wir in der Kosmetik als Pustel oder Eiterpickel kennen. Vor und nach dem Ausreinigen desinfizieren wir die Haut lokal mit 70 %igem Isopropanolalkohol.

Ansonsten stehen noch die Desinfektion mit chemischen Mitteln oder die Sterilisation, eine 100 %ige Abtötung aller Keime im Sterilisator, bei 180 Grad in ca. 30 bis 60 Minuten zur Verfügung.

Bei der Desinfektion handelt es sich um eine Keimarmmachung, die immer wiederholt werden muss.

Die eben angesprochenen Hygienemaßnahmen finden eher in der Fachfußpflege bei den Behandlungsbestecken ihren Einsatz.

Die Fußpflegerin trägt zu jeder Behandlung einen Mundschutz und Handschuhe. Ihre Arbeitskleidung ist weiß und sie trägt geschlossene Schuhe.

Finden wir ein stark irritiertes, entzündetes Hautbild vor, ist zuerst der Arzt zu konsultieren.

Hinter solchen Entzündungen können sich auch mannigfaltige Krankheitsbilder verbergen, die sicher nicht mehr in die Hand der Kosmetikerin gehören, wie zum Beispiel Kinderkrankheiten oder Geschlechtskrankheiten.

Aufbau der Zellen und Gewebe

Die Zelle als kleinste lebende Einheit ist in der Lage, durch weitere Teilungsprozesse unterschiedlich große sowie nach ihrer Funktion gebrauchte Zellen zu bilden.

Zellen mit gleicher Größe und gleicher Funktion bilden ein Gewebe. Wir unterscheiden Epithelgewebe – Deck- und Drüsengewebe, Binde- und Stützgewebe einschließlich Knorpel-, Knochen- und Fettgewebe,

Muskelgewebe und Nervengewebe. Zusammen arbeitende Organe bilden das Organsystem. Im Ganzen gesehen sprechen wir von unserem Organismus.

Gesunde Zellen sind in der Lage, Reize zu empfinden und weiterzuleiten sowie auch Sauerstoff und Nährstoffe aufzunehmen und wieder abzugeben. Alle Zellen mit Kern sind teilungsfähig und vermehren sich so. Wie schon im 17. Jahrhundert von dem Engländer Hooke und dem Italiener Malpighi an Korkstückchen entdeckt wurde, jedoch 200 Jahre später von den beiden Deutschen Schleiden (Botaniker) und Schwann (Anatom) die ganze Bedeutung klar erkannten. Die Formen der Zellen sind vielfältig, sie können rund, hoch, flach, zylindrisch sein. Ihre anatomisch-physiologische Organisation ist einheitlich. Jede Zelle baut sich gleichermaßen auf: aus dem Zytoplasma und dem Zellkern.

Das Zytoplasma besteht zu ¾ aus Wasser, ¼ aus Eiweiß, Lipiden (Fett und fettähnlichen Stoffen), Kohlehydraten und Salzen. In dem Zytoplasma lassen sich nur mit dem Elektromikroskop hochspezialisierte Strukturen erkennen, die Zellorganellen.

Die Haut ist das größte Organ mit den unterschiedlichsten Funktionen. Zum einen ist die Haut ein Sinnesorgan, mit dem sie sensibel äußere Reize über die Tastkörperchen zum Gehirn leitet. Dazu gehören Kälte, Wärme, Schmerz. Sie hält auch bedingt von außen kommende Stöße auf, ohne sofort zu reißen.

Der Wasserspeicher in der Lederhaut sorgt für ausreichende Flüssigkeit, um die Oberhaut prall und lebendig aussehen zu lassen.

Die Entschlackung der Haut erfolgt über die Schweißdrüsen, die tief in der Lederhaut liegen und deren Ausführungsgänge bis zur Oberhaut reichen.

Über die Oberflächenverdunstung reguliert sie auch noch unseren Wärmehaushalt, sodass wir nicht über unsere Kerninnentemperatur von 37 Grad kommen.

Weitere Organe sind: das Herz, die Lunge, Niere, Magen, Darm, Leber, Galle usw. Arbeiten Organe zusammen, so spricht man vom

Organsystem, zum Beispiel Gefäßsystem, Nervensystem, Skelettsystem oder Kreislaufsystem.

Arbeiten Organsysteme zusammen, sprechen wir auch von Apparaten, dem Bewegungsapparat, dem Verdauungsapparat.

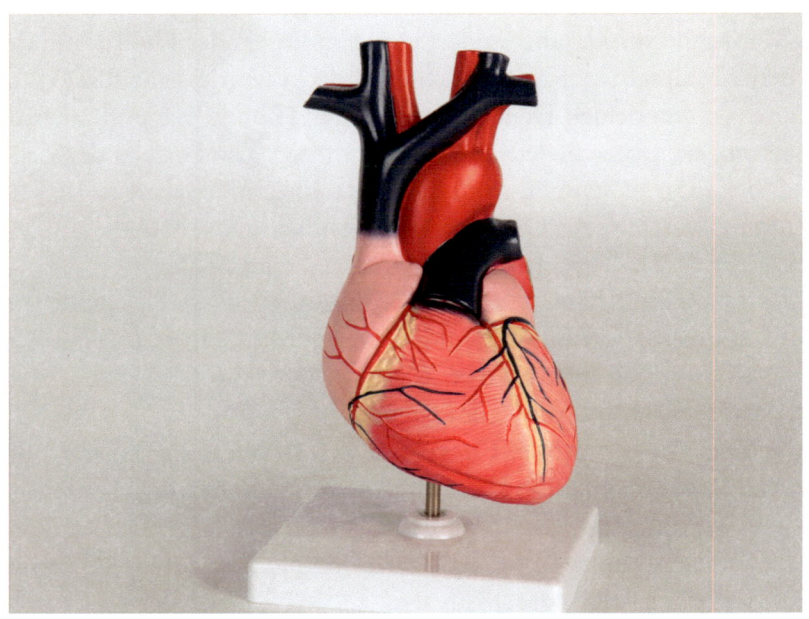

Herz- Kreislaufsystem

Die größte Zelle ist die weibliche Eizelle. Jede Zelle besteht aus dem Zellleib, der aus Eiweißkörperchen besteht und semipermeabel, halbdurchlässig, ist, dem Zellkern, Nukleus, der wiederum mit dem Zentralkörperchen, Zentriol, im Zellleib eingebettet ist. Die einzelne Zelle ist von der Zellhaut der Zellmembran umgeben.

Zellkern und Zentralkörperchen sorgen für die Zellteilung und tragen viele Gene in sich, die uns zu einem einzigartigen Menschen machen, Veranlagungen und mehr.

Die Zellflüssigkeit, auch Zytoplasma genannt, beherbergt die Zellorganellen, die in der Lage sind, die Nahrungsstoffe aus dem Blut aufzunehmen und sie dem Zellkern zuzuführen, damit die gut ernährte Zelle sich entsprechend teilen kann.

Die Zellorganellen haben bestimmte Namen, so zum Beispiel das endoplasmatische Retikulum oder die Mitochondrien, Golgi-Apparat, Zentralkörperchen und die Lysosome. Die Lysosome entwickeln Enzyme, die dür den Abbau großer Moleküle gebraucht werden um sie zu speichern. Die Nahrung wird durch die Verdauungssäfte, zum Beispiel der Gallenflüssigkeit und dem Inkret der Bauchspeicheldrüse, so aufbereitet, dass sie vom Blut aufgenommen werden können und über die Haargefäße, den Arteriolen in die Zellen gelangen. Bei diesem Vorgang sprechen wir von der inneren Atmung oder dem inneren Gasaustausch. Es handelt sich um einen Austausch von Blut zur Zelle und der Zelle zum Blut. Das endoplasmatische Retikulum steuert die Eiweißsynthese der einzelnen Zelle durch die in ihr befindlichen Ribosome.

Der Golgi-Apparat ist für die Ausscheidung der Stoffwechselschlacken (Sekretion) verantwortlich.

Das Zentralkörperchen ist an der Zellteilung beteiligt sowie bei allen Bewegungsabläufen im Zytoplasma.

Die Mitochondrien sind für die Energie der Zelle verantwortlich, damit die Stoffwechselvorgänge in der Zelle funktionieren.

Die Lysosome entwickeln Enzyme, die für den Abbau größerer Moleküle gebraucht werden und speichern sie.

Nahrung wie Eiweiße, Zucker oder Fette werden durch die Zugabe von körpereigenen Enzymen umgewandelt. Diese Enzyme, z.B. Gallenflüssigkeit oder das Inkret der Bauchspeicheldrüse sorgen für die Aufbereitung und Spaltung der Nahrung in kleinste Moleküle. Diese Nahrung gelangt über das Blut, über die Haargefäße in die Zelle. Wir sprechen auch hier von der inneren Atmung. Die tiefe Bauchfellatmung trägt zum großen Teil dazu bei, dass durch die Peristaltik der Gefäße ungehindert jede einzelne Zelle unseres Organismus erreicht wird. Und somit alle Organe gut durchblutet und ernährt werden.

Alle Zellen unseres Körpers sind durch die befruchtete Eizelle entstanden und haben sich im Laufe der Weiterentwicklung im Mutterleib für ihre verschiedenen Aufgaben spezialisiert. Wir unterscheiden Muskelzellen, Nervenzellen, Drüsen- und Hautzellen, Magen- und Darmzellen.

Die Organzellen unterscheiden sich in Form und Größe je nach ihrem Aufgabenbereich.

So ist es dem Arzt möglich bei der Blutuntersuchung schon eine vorläufige Diagnose zu stellen.

Die Zellteilung beginnt mit der Mitose, dabei klumpt sich das Netzwerk von 46 Kernschleifen zusammen. 44 davon sind die sogenannten Autosome. Zwei die sogenannten Hetero- beziehungsweise Geschlechtschromosomen. Bei der Frau XX, beim Mann XY. Auf den Chromosomen lassen sich die Gene beziehungsweise Erbanlagen erkennen. Die stark färbbare Substanz auf den Chromosomen nennt man auch Desoxyribonukleinsäure gleich die DNS, welche die Form einer Strickleiter hat. Bei der Zellteilung wird die Strickleiter in ihrer Hälfte gespalten, für jede Hälfte ist die Ergänzung der Sprossen identisch und mit der anderen Hälfte bereits vorbestimmt, so entstehen aus einer Mutterzelle zwei Tochterzellen, die dieselben genetischen Informationen erhalten. Abweichend von diesem Schema wird nun jeweils die Hälfte der Leiter an die Tochterzellen bei der sogenannten Reduktionsteilung, der Meiose, weitergegeben. Diese Art von Teilung finden wir bei den Ei- beziehungsweise Samenzellen.

Hier noch einmal die Teilungsphasen in der Übersicht:

1. Prophase
2. Metaphase
3. Anaphase
4. Telophase
5. Reduktionsphase

1. Prophase: Durch Wasseraufnahme schwillt der Zellkern an. Das Chromatin im Kern bildet verschlungene Fäden. Das Zentralkörperchen teilt sich. Die Zellmembran löst sich auf. Die Kernkörperchen verschwinden.

2. Metaphase: Die Chromatinfäden bilden Spiralen, sie werden kürzer und dicker, teilen sich in der Längsrichtung und verdoppeln sich durch Diplosomen.

3. Anaphase: Die halbierten Chromosomen wandern zu den Polen der Zellen.

4. Telophase: Sie bildet das Abschlussstadium der Zellteilung. Die Zelle, die bereits in der Metaphase eine Spindelform angenommen hat, schnürt sich in der Mitte ein. Ist dieser Vorgang vollkommen abgeschlossen, teilt sich die Zelle und aus einer Mutterzelle wurden zwei Tochterzellen.

5. Reduktionsphase: Ist das Wasseraufbaustadium. In den beiden Tochterzellen bilden sich die neuen Zellkerne. Unter Reduktionsteilung (Meiose) versteht man die Reifeteilung der Samenfäden und der Eizelle. Dabei wird der normale Chromosomensatz auf die Hälfte reduziert. Bei der Befruchtung entsteht durch Verschmelzung der männlichen Samenzelle mit der weiblichen Eizelle wieder ein normaler Chromosomensatz.

Schließen sich Zellen gleicher Bauart, Größe und Funktion mit ihrer Zwischenzellsubstanz zusammen, so entsteht ein Gewebe. Man unterscheidet folgende Gewebearten:

1. Deck- und Drüsengewebe
2. Binde- und Stützgewebe
3. Muskelgewebe
4. Nervengewebe
5. Knorpel- und Knochengewebe

Das Deckgewebe überzieht die Körperoberfläche, auch sind innere Organe damit ausgekleidet, man unterscheidet vier Arten von dem sogenannten Epithelgewebe.

Das Pflasterepithel: Es besteht aus mehreren übereinanderliegenden Zellschichten, die nach außen immer mehr abflachen oder, wie es bei der Hornschicht ist, sich zu einer dichten Keratin- oder Hornschicht umwandeln.

Das Schleimhautepithel: Es handelt sich um ein Gewebe, was in der Lage ist, schleimige Flüssigkeit abzusondern. So werden die von ihm überzogenen Organe feucht gehalten. Zum Beispiel in den Atmungs-, Verdauungs- und Geschlechtsorganen.

Das Flimmerepithel: Es ist histologisch ein Schleimhautepithel, dessen Zellen haarfeine Härchen, Protoplasmenausläufer, haben, die an dessen oberster Schicht einen samtartigen Flimmerhaaransatz bilden. Seine Aufgabe ist es, zum Beispiel Staubpartikel abzutransportieren und so die Atemwege freizuhalten.

Das Drüsenepithel: Es hat die Fähigkeit, bestimmte Sekrete zu erzeugen und sie abzugeben, so zum Beispiel produzieren die Schweißdrüsen den Körperschweiß. Die Mundspeicheldrüsen bilden den Speichel, der schon die ersten Verdauungsenzyme freisetzt.

Zu den Drüsen des inkretorischen Drüsenapparates gehören die Hormondrüsen, die ihr Inkret direkt an das Blut abgeben. Dazu zählt die Schilddrüse, die Nebennierenrinde, die Bauchspeicheldrüse. Von außensekretorischem gleich exkretorischem Drüsengewebe sprechen wir, wenn das Sekret direkt an die Hautoberfläche abgegeben wird: Tränen, Schweiß, Talg.

Das Stützgewebe: Es stützt den Körper und gibt ihm seine Stabilität und Form.

Beim Stützgewebe unterscheiden wir vier Arten:

1. Bindegewebe
2. Fettgewebe
3. Knorpelgewebe
4. Knochengewebe

Das Bindegewebe: Es ist ein Stabilisationsgewebe. Man unterscheidet elastisches, lockeres und unelastisches straffes Bindegewebe. Aus straffem Bindegewebe bestehen zum Beispiel die Gelenkkapsel, Sehnen und Bänder sowie die Gefäße des Körpers, Speiseröhre, Magen und der Darm usw. Vor allem aber die zweite Hautschicht gleich Corium, oder auch Lederhaut genannt, sie besteht aus den collagenen- und elastinen Fasern, die in der Lage sind, bis zu 60 % Wasser zu speichern. Die Zwischenzellsubstanz des Bindegewebes ist eine gallertartige Substanz, die in unterschiedlicher Dichte zueinander steht. Die collagenen Fasern sind die leimgebenden Fasern und kaum dehnbar. Die elastinen Fasern sorgen für eine gute Elastizität der Haut.

Die Lederhaut Corium

Durch die Lederhautpapillen verbindet sich die Unterhaut mit der Oberhaut zu einem Ganzen, das nicht gegeneinander verschoben werden kann. Außerdem vergrößert sich durch diese Grenzfläche die Hautoberfläche, so kann eine verbesserte Nahrungsaufnahme stattfinden und die Haut erscheint durchbluteter und frischer. In den Lederhautpapillen findet neben dem Nahrungsaustausch auch die Wasserspeicherung statt. Aber auch die Nerventastkörperchen finden ihren Platz, um der Haut ihre Sensibilität zu geben. Die Lederhautpapillen sind die Erhebungen auf der Haut, die man mit bloßem Auge an Hand- und Fußsohlen erkennen kann. Je nach Körperstelle, Alter und Geschlecht eines Menschen ist die Lederhaut unterschiedlich dick. Es werden Werte zwischen 0,3 bis über 2 mm gemessen.

Das Fasergeflecht des Bindegewebes sorgt für eine hohe Elastizität der Haut. Zwischen den Fasern des Coriums liegt eine wässrige gallertartige Substanz von kompliziertem Aufbau. Diese Grundsubstanz dient als Binde- und Gleitmittel und ist ein Wasserdepot. Wir finden hier bis zu 60 % Wasser gespeichert.

Die Funktionskörper im Corium:

1. Blutgefäße
2. Nerven
3. Talgdrüsen
4. Schweißdrüsen
5. Haare
6. Fettgewebe

Das Fettgewebe liegt zwischen dem Corium und den Muskeln. Das Unterhautfettgewebe bezeichnen wir als Subcutis. Die Stärke der Subcutis ist großen Schwankungen unterworfen und abhängig von großer oder kleiner Fettaufnahme eines Menschen. Sie kann von 2 mm bis zu 100 mm reichen. Das angelagerte Fettdepot kann bei erhöhtem Energieverbrauch, zum Beispiel Sport, wieder abgebaut werden. An den Augenlidern, Lippen und den Ohren finden wir keine Fettdepots.

Die Aufgaben der Subcutis:

1. Sie ist Schiebe- und Bindeschicht zwischen der Lederhaut und den darunter liegenden Muskeln.
2. Sie schützt als weiches Polster die unter ihr liegenden Körperbereiche vor Druck und Stoß in natürlichen Grenzen.
3. Sie schützt vor Kälte.
4. Sie ist ein natürliches Depot für Nahrungsstoffe, die in den Zeiten des Nahrungsmangels dem Körper als Nahrung dienen. Eine Selbsthilfe des Körpers, um keinen Schaden zu nehmen.

Werden größere Anteile dieses Depots durch Diäten abgebaut, bleiben insbesondere bei Fettleibigkeit schlaffe Hautfalten zurück, da das Bindegewebe seine Elastizität verloren hat. Im Alter kommt es oft zur Verkümmerung der Subcutis, die zu einer schlaffen, großporigen Haut an den Oberschenkeln führt. Wir sprechen von der Orangenhaut beziehungsweise von der Cellulite. Dieses Phänomen tritt in drei Stadien auf:

1. Orangenhaut
2. Cellulite
3. Cellulitis, diese ist nur vom Arzt zu behandeln, da dieses Stadium schon mit Schmerzen und Entzündungszeichen einhergeht.

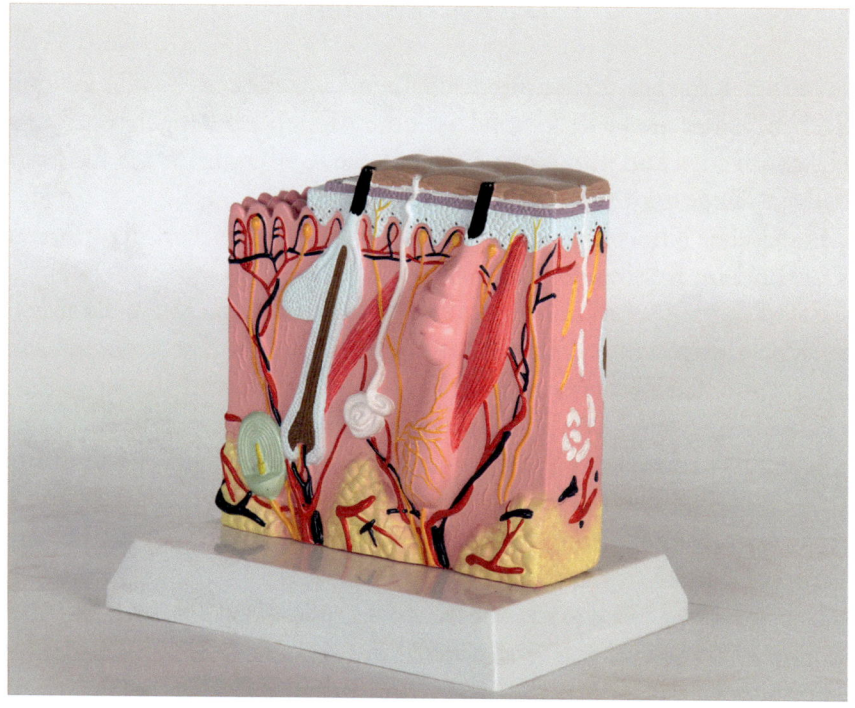

Die darin befindlichen Bindegewebsfasern sind unsichtbar

Das Unterhautfettgewebe: Es gehört histologisch noch zum Bindegewebe. Diese Zellen haben eine Siegelringform, da das Fett in den Zellen den Zellkern an die Wand drückt. Man unterscheidet braunes und gelbes Fettgewebe. In den braunen Fettzellen befinden sich viele kleine Fetttröpfchen. Wir finden sie häufig am Hals und in der Brustregion. Die gelben Fettzellen bilden den größten Teil des Fettgewebes und sie sind mit einem Tropfen Fett ausgefüllt.

Das Knorpelgewebe: Es hat rundliche Knorpelzellen, sie liegen in Zweier- oder Dreiergruppen in den Hohlräumen der Knorpelgrundsubstanz. Die Grundsubstanz enthält Polysacharide gleich Mehrfachzucker. Die darin befindlichen Bindegewebsfasern sind unsichtbar.

Die Knorpelarten

Hyaliner Knorpel: Er ist durchscheinend und überzieht alle Gelenkflächen, bildet die Gelenkkapsel, hält die Rippen am Rippenbogen, die Nasenscheidewand und einen Großteil des Kehlkopfes sowie die knorpeligen Ringe der Luft- und Speiseröhre.

Elastischer Knorpel: Diesen finden wir zum Beispiel an der Ohrmuschel und am Kehlkopfdeckel, der Epiglottis.

Faserknorpel: Sie enthalten viel Fasergewebe und sind stellenweise von Knorpelsubstanz durchzogen. Dieses Knorpelgewebe finden wir am Meniskus und den Zwischenwirbelscheiben der Wirbelsäule.

Knochengewebe: Das feste Stützgewebe des Körpers. Die Form des Körpers wird durch das Knochengerüst und die daran befestigten Muskeln bestimmt. Das Skelett, ca. 240 Knochen, die durch Gelenke untereinander verbunden sind, bildet den passiven Teil des Körpers, bewegt werden sie durch den aktiven Teil, den Muskel.

Der Knochen besteht aus den Knochenzellen, den Osteozyten, und einem verzweigten Fasernetz, welches die Knochenzellen miteinander verbindet. In der Knochensubstanz finden wir Kalksalze und Eiweiße, die den Knochen härten, wir sprechen von der Kompakta. Nach oben,

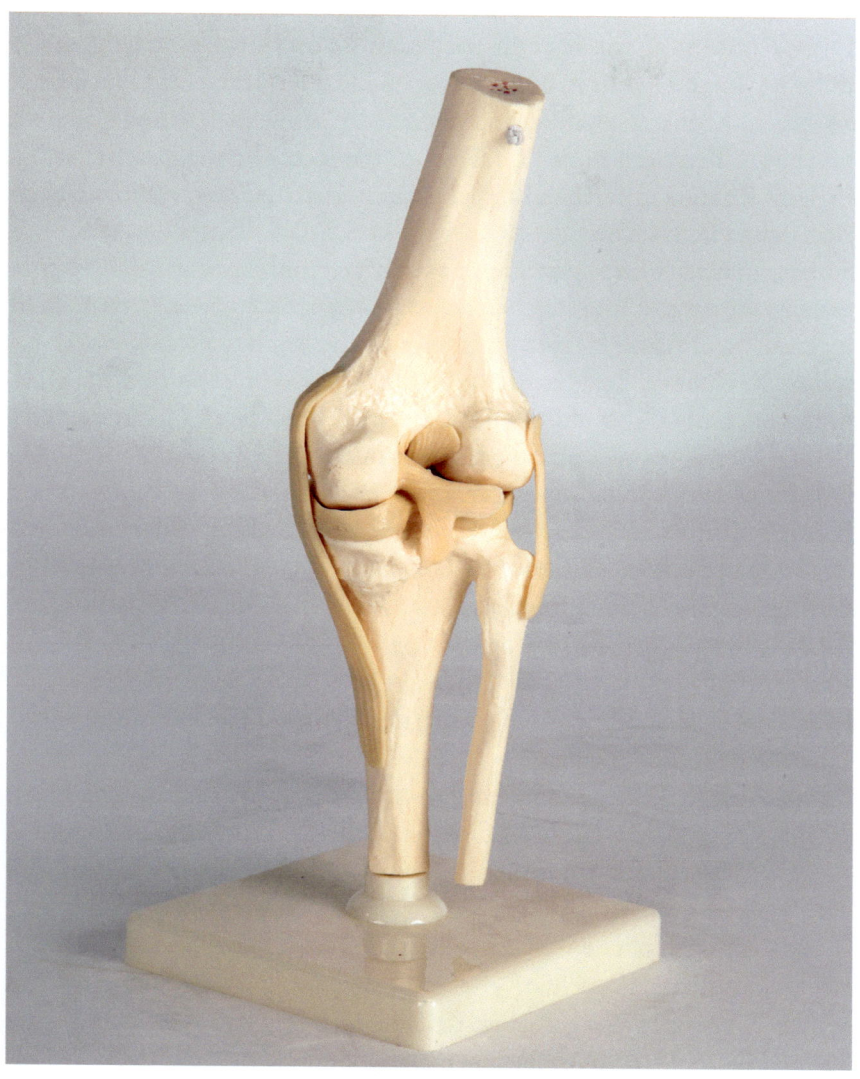

die Epiphysenfugen schließen sich

dem Knochenende zu, lockert sich diese feste Knochensubstanz auf und wir sprechen von der Spongiosa, gleich schwammartiges Knochengewebe. Diese Anordnung von fester Knochenmasse und schwammartigem Gewebe ist von der Natur so vorgesehen, um dem Knochen eine Flexibilität zu geben, höchsten Anforderungen gerecht zu werden, ohne gleich zu brechen. Überzogen ist der Knochen von der Knochenhaut, dem Periost, in dem sich die zahlreichen Blutgefäße befinden und über die haverschen Kanälchen in das Knocheninnere gelangen, um den Knochen selbst mit Sauerstoff und Nahrungsstoffen zu versorgen und die Stoffwechselschlacken zu entsorgen. Im Knocheninneren ist die Markhöhle, in der sich in jugendlichem Alter das rosa gefärbte Knochenmark befindet, was dann später durch das gelbe Fettmark ersetzt wird. In dem rosafarbenen Mark findet noch die Blutbildung statt. Im gelben Mark ist das nicht mehr zu finden. Der Knochenaufbau geschieht durch die Osteoblasten, die Osteoklasten bauen den Knochen ab. Das Längenwachstum geht von den Epiphysenlinien aus, diese befinden sich beim Röhrenknochen da, wo der schlanke Knochenschaft in die dickeren Gelenkenden übergeht. In der Regel ist die Wachstumsphase mit dem 20. Lebensjahr abgeschlossen, die Epiphysenfugen schließen sich.

Die eigentliche Blutbildung findet in den platten Knochen statt.

1. Röhrenknochen: Sie finden wir an den Gliedmaßen, Oberarm, Unterarm, Ober- und Unterschenkel, Hand- und Fußknochen.
2. Platte Knochen: finden wir am Brustbein, Rippen, Schulterblatt, Becken, Schädeldach.
3. Kurze Knochen: Dazu zählen die Hand- und Fußwurzelknochen.
4. Unregelmäßig geformte Knochen finden wir im Gesicht, sie geben dem Menschen das individuelle Aussehen.

Der Schädel des Menschen

Die Wandung der Schädelkapsel wird von acht Knochen gebildet, die durch Nähte zu einem festen Ganzen vereinigt werden. Diese Knochen sind

1. Stirnbein
2. zwei Scheitelbeine
3. zwei Schläfenbeine
4. zwei Jochbeine
5. das Hinterhauptsbein
6. das Keilbein
7. das Siebbein
8. das Nasenbein

Das Siebbein ist eine löchrige, siebartige Knochenplatte, die zwischen der vorderen Schädelhöhle und der Nasenhöhle sitzt und auf keiner Abbildung sichtbar ist.
Die Jochbeine, auch Wangenbeine genannt, bilden eine brückenartige Verbindung von der Schädelkapsel zum sogenannten Gesichtsschädel.
  Dieser wird aus folgenden Knochen gebildet:

1. Oberkiefer
2. Unterkiefer
3. Nasenbein
4. zwei Jochbeine

Die Knochen stehen untereinander in Verbindung, zum Beispiel Haften und Gelenke. Haften sind Verbindungen zwischen zwei Knochen, die nur geringe oder keine Bewegung zulassen. Wir unterscheiden die Bandhaft, die Knorpelhaft und die Knochenhaft. Die Bandhaft verbindet die Elle und Speiche des Unterarmes, Schienbein gleich Tibia und Wadenbein gleich Fibula des Unterschenkels. Die Knorpelhaft verbindet die Rippen mit dem Brustbein und verbindet als Zwischenwirbelscheibe die Wirbel untereinander. Die Knochenhaft sind die Schädelnähte.

Gelenke sind Verbindungen zwischen Knochen, die eine ausgiebige Bewegung der miteinander verbundenen Knochen ermöglichen. Das Gelenk besteht aus den Gelenkenden der Knochen, die mit einer Knorpelschicht überzogen sind. Zwischen den Gelenkenden befindet sich der Gelenkspalt. Nach außen abgeschlossen wird das Gelenk durch die Gelenkkapsel, die aus Bindegewebe besteht und direkt in die Knochenhaut übergeht. Die Gelenkkapsel hat zwei Schichten, die äußere Schicht ist straff und es können in ihr Verstärkungsbänder eingelagert sein. Die innere Schicht ist reich an Blutgefäßen und Nervenfasern und sondert die Gelenkschmiere gleich Synovia ab. Diese gelartige Substanz ermöglicht einen reibungslosen, geordneten Bewegungsablauf.

Der Funktion nach unterscheiden wir:

Das einachsige Gelenk, auch Scharniergelenk genannt, es lässt nur Bewegungen in einer Ebene zu, zum Beispiel Fingergelenke und Kniegelenke.

Das zweiachsige Gelenk, auch Sattelgelenk oder Eigelenk genannt, lässt die Bewegung in zwei Ebenen zu, das Handgelenk.

Das vielachsige Gelenk, lässt Bewegungen in verschiedenen Ebenen zu, so zum Beispiel das Hüftgelenk.

Das Kniegelenk stellt die Verbindung des Unterschenkels mit dem Oberschenkel dar, es ist das größte Gelenk des menschlichen Körpers. Es handelt sich um ein Scharniergelenk und lässt somit Bewegungen in zwei Ebenen zu. So ermöglicht es die Beugung und Streckung des Unterschenkels und wird durch das obere Ende des Schienbeins und das untere Ende des Oberschenkels, des Femur, gebildet. Beide Knochenenden sind einander durch zwei halbmondförmige Faserknorpelringe gleich Menisken angepasst. Die Seitenbänder des Kniegelenks sind stark und sind in der Streckstellung straff und in der Beugestellung wird eine angedeutete Drehbewegung nach innen und außen ermöglicht. Das Kniegelenk ist von einer kräftigen Gelenkkapsel umgeben. Die Kreuzbänder verhindern eine Überstreckung des Kniegelenks. Vor dem Kniegelenk befindet sich die Kniescheibe auch Patella genannt. Sie ist eine Verknöcherung der Sehnen des vierköpfigen Oberschenkels. An der Rückseite ist sie von hyalinem Knorpel überzogen und durch ein Band mit dem Schienbein verbunden.

Aufbau des Muskels

Der Muskel setzt sich aus Bindegewebsfasern, Nervenfasern, Blut- und Lymphgefäßen zusammen, dabei ist es ganz gleich, ob es sich um die große Körpermuskulatur oder die kleinere Gesichts- beziehungsweise Hand- und Fußmuskulatur handelt.

Die glatte Muskulatur umgibt die Organe, die quergestreifte Muskulatur finden wir am Kopf und in der Skelettmuskulatur.

Am Muskel selbst unterscheiden wir
1. den Muskelursprung gleich herznah,
2. den Muskelbauch finden wir mittig,
3. der Muskelansatz sitzt herzfern, es ist dieser Teil des Muskels, der am Knochen befestigt ist und sich in der Arbeitsphase verkürzt und somit die Bewegung zum Beispiel des Unterarmes möglich macht.

Der Muskel kann aber erst durch das intakte Nervensystem aktiv werden.

Die Muskeln des Kopfes und des Halses sind folgende:

1. Stirnmuskel = Musculus frontalis
2. Augenringmuskel = Musculus orbicularis
3. Kämpferfaltenmuskel = medialer Teil des M. frontalis
4. Nasenmuskel = Musculus nasialis
5. Viereckmuskel der Oberlippe = Musculus quadratus labii superioris
6. kleiner Jochbeinmuskel = Musculus cygomaticus minor
7. großer Jochbeinmuskel = Musculus cygomaticus major
8. Lachmuskel = Musculus usculus risorius
9. Mundringmuskel = Musculus orbicularis oris
10. Kinnmuskel = Musculus mentalis
11. Dreieckmuskel = Muculus triangularis
12. Viereckmuskel der Unterlippe = Musculus quadratus labii inferioris
13. Halshautmuskel = Platysma
14. Hinterhauptmuskel = Musculus occipitalis
15. Schläfenmuskel = Musculus temporalis
16. Kaumuskel = Musculus masseter

I. Halshautmuskel = Platysma
II. Kopfnicker-Kopfwender = sternocleidomastoideus
III. Zungenbeinmuskel,
     zieht vom Kopf
     Zungenbein teilweise zum
     Kehlkopf und teilweise zum
     Schlüsselbein
IV. langer Hals- und Kopfmuskel = Musculus longus colli et capitis
V. Kapuzenmuskel = Musculus trapezius

Der Mundringmuskel liegt in den Lippen und umgibt die Mundöffnung und bewegt den Mund.

Der Dreieckmuskel verläuft vom Unterkiefer bis gegen die Mundwinkel und zieht die Mundwinkel herab.

Der Unterlippenmuskel verläuft vom Kinn bis zu der Unterlippe und zieht sie herab.

Der Hautmuskel des Halses liegt am vorderen Teil des Halses und am unteren Teil des Gesichts. Er bedeckt die tiefer gelegenen Muskeln, deren Bewegung durch ihn hindurch sichtbar wird. Er kann aber am Hals die Querfalten bilden.

Das Spiel der Ausdrucksmuskeln wirkt zusammen mit den in der Lederhaut gleich Corium gelegenen kleinen Hautmuskeln. Sie geben dem Gesicht die Lebendigkeit und tragen so zum mitmenschlichen Kontakt bei.

Hautbeurteilung und Hautdiagnose durch die Kosmetikerin

Man betrachtet zunächst die Oberhaut, die Porenbildung, die Dicke der Epidermis, den Verhornungsgrad, die Hautfarbe, die Pigmentierung, die Durchblutung der Haut und testet den Turgor gleich die Elastizität der Haut sowie den Tonus, die Straffheit der Haut. Aber auch Hautunreinheiten, Pickelchen, Mitesser oder Entzündungen der Epidermis, Bläschenbildung oder Eiterungen. Nach dieser genauen Diagnose bestimmt die Kosmetikerin, ob sie oder der Arzt die Behandlung vornehmen darf.

Die Kosmetikerin hat ganz klare Behandlungsgrenzen einzuhalten. Wir bleiben bei der Ausreinigung von Mitessern und kleinen Pickelchen. Alles andere fällt in den ärztlichen Bereich. Nach Klärung durch den behandelnden Arzt darf die Kosmetikerin mitbehandeln, das gilt auch für die Behandlung der Cellulite im Grenzbereich.

Talg- und Schweißdrüsen, äußere Sekretion

Die Talgdrüsen scheiden ihr Sekret an die Hautoberfläche ab, ihre Ausführungsgänge liegen unmittelbar am Haarschaft. Die Schweißdrüsen liegen knäuelförmig in der Unterhaut, ihre gewundenen Ausführungsgänge münden an die Hautoberfläche. Schweiß- und Talgdrüsen werden von den Hormonen gesteuert und bilden unter dem Einfluss von Sauerstoff den nötigen Hydrolipidmantel oder auch Säureschutzmantel, der für ein gesundes ausgeglichenes Hautbild sorgt. Die Schweißabgabe reguliert auch die Körpertemperatur, so wird ein Überhitzen des Körpers vermieden. Mit der Schweißabgabe entgiftet der Körper.

Drüsen mit innerer Sekretion:
Sie führen ihr Inkret direkt ins Blut und übernehmen somit wichtige Funktionen, die für einen reibungslosen Ablauf der Verdauungs-, Entgiftungs- und Vermehrungsprozesse nötig sind.

Zu diesen Drüsen zählen:
Schilddrüse, Bauchspeicheldrüse, Nebennierenrinde, Eierstöcke, Hoden.

Weiterhin achtet die Kosmetikerin auf die Mimik der Kundin und registriert gleich auch das Temperament und den Typ der Kundin. So ist die Ausdrucksweise der Kosmetikerin auch sehr vorsichtig zu wählen, wir wählen immer Ausdrücke, die der fraulichen Erscheinung mehr entsprechen. Nach der Gestaltenlehre Kretschmers wäre es eventuell verletzend.

1. leptosom   gleich schlank
2. athletisch   gleich sportlich
3. pyknisch   gleich dick, vollschlank

Schlanke Menschen haben meist eine dünne, trockene, blasse und zu kleinen Fältchen neigende Haut, dieses Hautbild neigt zur vorzeitigen Alterung und bedarf immer mehr Pflege als eine dickere, stabilere Haut.

Sportliche Typen neigen zur kräftigen Haut und Großporigkeit und ist oft zu fett, bräunt aber sehr schnell und hält die Bräune auch länger.

Vollschlanke Menschen haben meist eine gute Haut, die oftmals jünger aussieht, als es vom biologischen Alter erwartet wird. Es kommt aber vor, dass diese Haut blasser ist und akneähnliche Unreinheiten zeigt.

Die Hauttypen

1. Normale Haut
   Sie ist gleichmäßig gut durchblutet, Fett- und Feuchtigkeit ist durch den Säureschutzmantel gegeben. Diese Ausgeglichenheit findet man meist nur bis zur Pubertät. Es reicht eine normale Hautpflege aus.
   Mit zunehmendem Alter schwindet dieser Idealzustand, mehr und mehr verliert die Haut an Feuchtigkeit und Fetteinlagerung, die Geschmeidigkeit geht verloren und die Durchblutung lässt nach. Die Haut wird pflegebedürftig. Hier kann die Kosmetik gut helfen.

2. Trockene, empfindliche, fettarme Haut
   Der Säureschutzmantel hat sich verschoben und liegt jetzt im sauren pH-Bereich von ca. 4,5 bis 5,5. Dieser Hauttyp zeigt ein rosiges Aussehen, ist meist dünner als die anderen Hautbilder

und lässt Kapillargefäße durchscheinen, die sogenannten roten Äderchen, die wir auch als Teleangiektasie bezeichnen und die sich zur Dauerröte bis über die Jochbeine ziehen und als Couperose bezeichnet werden. Aus diesem Stadium entwickelt sich dann im Laufe von Jahren die Rosacea, ein Hautbild, welches nicht mehr in die Hand der Kosmetikerin gehört, sondern der Arzt lasert oder schält.

Die trockene Haut sollt niemals mit austrocknenden Kosmetika gepflegt werden, dazu zählt das Gesichtswasser, die Seife, alle tensidhaltigen, schäumenden Mittel. Auch die Creme und das Make-up darf nicht austrocknend wirken.

3. Fette Haut
   Starker Fettglanz zeigt sich auf der Haut, dieser entsteht durch eine Überproduktion der Talgdrüsen, diese werden wiederum von den Hormonen zur Produktion angeregt. Um dieses Hautbild gut zu behandeln, ist es sinnvoll, ärztlich und kosmetisch vorzugehen. Auch Schwangerschaften, Hormongaben (Antibabypille) und auch andere Medikamenteneinnahmen können zu diesem Bild führen. Austrocknende Kosmetika helfen da nur wenig, vor allem nicht dauerhaft.
   Der pH-Wert bei diesem Hautbild liegt bei 7,8 bis 9.
   Schonende kosmetische Behandlungen können gemacht werden, in seltenen Fällen hilft hier auch die Homöopathie, Fett mit Fett zu behandeln. Wichtig ist, dass keinerlei aktivierende Präparate eingesetzt werden, weil die Fettproduktion dadurch wieder angeregt wird!

4. Mischhaut
   Hier handelt es sich um eine Übergangsphase der Haut, das heißt, der Säureschutzmantel ist an verschiedenen Hautstellen geschädigt. So zeigt die Haut der sogenannten T-Zone, Stirn, Nase, Kinn, eine Trockenzone und an den Wangenpartien die

Fettzone. Oder es ist genau umgekehrt, Wangenpartie trocken und Stirn-, Nasen-, Kinnbereich fettig.

5. Alternde, atrophische Haut
Der natürliche Alterungsprozess setzt sichtbar in der zweiten Hälfte der 20er Jahre ein. Mit zunehmendem Alter verliert die Haut deutlich an Spannkraft und Straffheit, da die Zellen, meist durch hormonelle Schwankungen, ihre Elastizität verlieren und wasserärmer werden. Hier kann die kosmetische Behandlung sicher helfen.

6. Aknehaut
Man unterscheidet drei Arten der Akne
1. die jugendliche Akne, Akne vulgaris
2. die verschleppte Jugendakne, sie wird auch Altersakne genannt
3. die allergisch bedingte Akne

Bei der entzündungsbereiten Haut, die oft durch die hormonellen Umstellungen im Körper entsteht, kommt es zu einer Überproduktion der Talgdrüsen. Der Säureschutzmantel verschiebt sich oder löst sich gänzlich auf, sodass der pH-Wert dieser Haut im basischen Bereich zu finden ist. Es kommt durch die Überproduktion von Talg zu Abflussstörungen im Bereich der Haarpore. Was wiederum zur Entzündungen und Eiteransammlungen führt. Die Akne gehört zuerst in die Hand des Arztes, damit andere Hauterkrankungen ausgeschlossen werden können. Durch die Eiteransammlung handelt es sich auch um ein Infektionsrisiko, was einer aufmerksamen Desinfektion vor und nach der Ausreinigung bedarf und peinlich genau einzuhalten ist, um weitere Streuinfektionen auszuschließen. Hierzu gehört auch die Aufklärung des Kunden über die hygienischen Maßnahmen zu Hause.

1. frische saubere Handtücher zu jeder Benutzung
2. Handtuch auf das Kopfkissen, täglich
3. tägliche Pflege der Haut mit entsprechend milden Produkten, um die Haut nicht noch mehr zu reizen (das Problem entsteht überwiegend im Körper!)
4. kein Peeling
5. durchblutungsfördernde Masken sind empfehlenswert, um den Abtransport der Schlackenstoffe zu fördern
6. keine Massage, um Streuinfektionen zu vermeiden
7. Kunde sollte keinesfalls Unreinheiten selbst ausdrücken, hier steht die Gefahr der Schmierinfektion und des zu starken Druckes auf die Haut, sodass Hämatome gesetzt werden und die Narbenbildung gefördert wird
8. grundsätzlich heißt es die Hände aus dem Gesicht zu halten

Die Aknepusteln finden wir im Gesicht und auf der vorderen und hinteren Schweißrinne. Es handelt sich um das Brustbein und die Wirbelsäule sowie aber auch den gesamten Rücken und Schulterbereich.

Empfehlenswert ist immer eine Behandlung mit dem Arzt und der Kosmetikerin.

1. Es gibt noch die extrem trockene Haut, sie wird als Seborrhoe sicca bezeichnet und die
2. Seborrhoe oliosa, die extrem fette Haut.

Diese beiden Extremformen der Hauterkrankungen gehören unbedingt in die Hand des Arztes!!!

Bei der alters- oder verschleppten Akne handelt es sich um eine falsch oder gar nicht behandelte Akne. Hier gilt, was zuvor beschrieben wurde.

Bei der allergisch bedingten Akne handelt es sich um akneähnliche Pustelformen, die auf Allergien getestet werden müssen. So gibt es die

Teerakne, die Bromakne, die Chlorakne und vieles mehr. Hier behandelt der Arzt!!!

Werden die Noxen ausgeschaltet, zum Beispiel durch einen Berufswechsel, hören auch diese Symptome von alleine auf.

Die Behandlung der atrophischen Haut

Die Ursachen für eine vorzeitige Alterung der Haut sind in dem normalen Veränderungsprozess, Feuchtigkeitsverlust, fehlender Durchblutung, manchmal falscher Ernährung und zu häufigem Sonnenbankbesuch, aber auch der Einnahme von Medikamenten oder aber dem Genuss von Alkohol und Zigaretten zu finden. Hormonumstellungen, seelische Belastungen, oder auch chronische Erkrankungen, wie zum Beispiel Nieren-, Leber-, Magenleiden ziehen ein solches Hautbild nach sich.

Diese Haut zeigt deutlich ihr Pflegebedürfnis, sieht strapaziert und müde aus, neigt zu Fältchen im Augen-, Stirn- und Wangenbereich.

Die regelmäßige Pflege mit schonender Kosmetika, durchblutungsfördernden Masken und Ampullen sollte täglich zu Hause angewandt werden. Die Behandlung durch die Kosmetikerin ergänzt die Heimpflege der Kundin durch Wärme- oder Laserbehandlungen und einer ausgiebigen Massage. Ganz spezielle Faltenbehandlungen werden vom Arzt vorgenommen und erstrecken sich von der Unterspritzung mit Botox, Collagen oder Hyaluron. Aber auch der chirurgische Eingriff ist heute nicht selten.

Allerdings gebe ich zu bedenken, dass diese Art von Behandlung, wenn überhaupt, nicht zu früh angewandt werden sollte, da die Haut sich daran gewöhnt und immer mehr braucht, um nicht schlimmer als zuvor zu wirken.

Oft zeigt die Haut auch Altersflecken, Gefäßerweiterungen bis hin zur Couperose. Aber auch die Weißfleckenkrankheit ist nicht selten zu beobachten, besonders an den unbedeckten Körperstellen, zum Beispiel im Gesicht, auf dem Handrücken und an den Armen. Pigmentstörungen jeglicher Art sollten vom Arzt beobachtet werden. Sie können auch entarten!

Zur Pflege dieser speziellen und anspruchsvollen Haut bieten sich Wirkstoffcremes und Ampullenkuren an. Pflanzenpräparate, Phytohormone, Collagen- und Elastincremes sind sehr wirkungsvoll, da es sich um körpereigene Wirkstoffe handelt und gut vertragen werden. Gelee Royal und Kampfer fördern die Durchblutung und lassen die Haut strahlender erscheinen. Die Pflege sollte nicht im Gesicht aufhören, sondern an Hals- und Dekolleté und am ganzen Körper mit entsprechenden Präparaten täglich angewandt werden. Eine vollwertige, vitaminreiche Kost ist zu empfehlen sowie ausreichend Flüssigkeit, Stress sollte so gut als möglich ausgeschaltet werden. Der erholsame Schlaf ist von großer Wichtigkeit.

Die Behandlung der fetten, robusten Haut

Vorwiegend bei dunklen, brünetten Typen findet man dieses robuste Hautbild, das im Allgemeinen weniger an Pflege braucht als die anderen Hautbilder. Dafür ist die Haut blasser, großporiger, zeigt fast immer einen leichten Fettglanz, obwohl sie normal fettig ist.

Man findet auch Unreinheiten wie zum Beispiel Milien oder Komedonen. Im Alter stellt sich dieses Hautbild meist um und wird trocken, was bleibt, sind hängende Konturen, eine stark ausgeprägte Nasolabiale oder das Doppelkinn.

Auch hier gilt es, schonende Pflegeprodukte in der Kabine sowie im täglichen Gebrauch anzuwenden. Kräuterextrakte, Kampfer oder Rosmarin bieten sich hier an, um die Großporigkeit zu mindern, soweit es möglich ist. Zusätzliche Reinigungsmethoden, wie Schälkuren, Enzympeeling, durchblutungsfördernde Masken. Außerdem empfehlen sich Feuchtigkeits-, Honig-, Sauerstoff-, Kampfer-, Chlorophyll-, Gelee-Royal-, Hyaluron-, Collagenprodukte. Auch die Apparatekosmetik findet hier ihren Raum, um die Gesichtsmuskulatur zu straffen.

Die Behandlung der trockenen, empfindlichen Haut

Hier eignet sich hervorragend ein hydrophiles Öl. Keinesfalls Seife, Gesichtwässer jeglicher Art sowie Waschcremes oder gar Mikrofasertücher benutzen, sie entziehen der Haut zu viel an Fett und Feuchtigkeit. Hier werden auch keine Peelings, Bürstungen oder Schälungen vorgenommen, da dieser Haut meist eine Hautschicht fehlt und sie somit viel zu dünn ist, um solche Strapazen auszuhalten.

Um dieser Sensibilität gerecht zu werden, bieten sich Milchton-, Creme-, Azulen-, Kleie-, Gelee-Royal- oder Vitaminmasken an. Die Wassertemperatur sollte lauwarm sein.

Der Unterschied zwischen den Begriffen Masken und Packung liegt darin, dass die Masken meist hart werden, sie trocknen an oder wärmen sogar, je nach Wirkstoff. Die Packung hingegen ist immer weich, geschmeidig und wird in der Regel von der Kundin besser vertragen und als angenehmer empfunden.

Die Behandlung der Mischhaut

Sie verträgt keine Gesichtswässer, alle Peelingformen sind zu meiden. Hier gilt es, den Säureschutzmantel wiederherzustellen. Regelmäßige Pflege mit schonenden leichten fetthaltigen Produkten. Nicht so viele Experimente mit angeblich ausgleichenden Produkten!!!

Hautanomalien

Dazu zählen die:
1. Pigmentanomalien
2. Verhornungsanomalien
3. Gefäßanomalien

Das Hautpigment ist ein natürlicher Lichtschutz und ist zwischen der Basalzellschicht und der Stachelzellschicht zu finden. In einer normalen lückenlosen Ansiedlung der Pigmentkörperchen stellen sie eine gleichmäßige konstitutionelle Hautfarbe her.

Kommt es aber zur Verschiebung durch äußere Reize, zu viel Sonne beispielsweise, oder auch durch innere Umstellungen, Hormonschwankungen, Schwangerschaft, werden sie entweder auf der Haut vermehrt sichtbar, Sommersprossen, die man Epheliden nennt und die die harmloseste Form der Pigmentanomalie darstellen. Oder es werden die weißen Flecken stark sichtbar, hier sind die Pigmente bereits zerstört und diese Flecken sind nicht mehr auszugleichen. Bei großflächiger Ausbreitung sprechen wir vom Vitiligo.

Bei den Sommersprossen gibt es nur eine Behandlungsmöglichkeit, das Bleichen mit Brunnenkresse in den sonnenarmen Monaten (Winter). Die Sonne sollte unbedingt gemieden werden. Sonnenschutz mit hohem Lichtschutzfaktor.

Die Steigerung der Sommersprossen sind die Alterflecken, sie zeigen sich besonders an den Händen, den Armen. Auch hier zu handeln wie schon oben beschrieben.

Ätherische Öle, zum Beispiel Parfüm, in Verbindung mit der Sonne können zu Pigmentverfärbungen auf der Haut führen. Sie können sich zurückbilden.

In der Schwangerschaft oder durch die Einnahme der Antibabypille, können Pigmentverfärbungen entstehen, man bezeichnet sie als

Chloasma. Man findet sie überwiegend im Bereich der Stirn und am Mund.

1. Vitiligo, die vollständige Entfärbung der Haut, entsteht vorwiegend im Alter, wenn sie nicht schon angeboren ist.
2. Male, sie können pigmentiert, erhaben und behaart sein.
3. Tierfällmale, oder auch Tierfällnaevus genannt, sie können eventuell operativ entfernt werden, wenn sie nicht zu großflächig sind. Es handelt sich hierbei um Merkmale alter Erbstrukturen, die nicht nur oberflächlich zu betrachten sind und mal so eben entfernt werden können.
Besondere Vorsicht ist bei pigmentierten, behaarten Malen gegeben.

Zu den Verhornungsanomalien gehören die Schwielen, Hühneraugen und Warzen.

Die Warzen sind durch Virusinfektionen entstanden und werden ausschließlich vom Arzt behandelt oder entfernt.

Hühneraugen und Schwielen entstehen durch eine vermehrte Hornhautbildung, Hyperkeratose genannt, die durch Druck zum Beispiel am Fuß oder durch schwere Arbeiten an den Händen entwickelt wird. Es handelt sich hierbei wieder einmal um einen Selbstschutz des Körpers, den die Kosmetikerin oder der Fußpfleger entfernen darf.

Die Milien, kleine Hornkügelchen, die mit Haut überzogen sind und aus diesem Grund hell bleiben und die im ganzen Gesicht, vor allem an den Augen zu finden sind, verstopfen die Poren der Talg- und Schweißdrüsenausgänge. Die Kosmetikerin kann diese Verhornungen entfernen. Es wird zuvor desinfiziert und mit einem Milienmesser oder einer Blutlanzette die Haut direkt über der Milie angeritzt und die Verhornung entnommen. Desinfizieren danach. So entstehen keine Hämatome und keine Entzündungen. Es sollten auch nie mehr als sechs bis sieben Milien pro Behandlung entfernt werden, in diesem Rahmen kann die Kundin diese Behandlung gut vertragen. Zur Desinfektion der Haut ist der 70 %ige Isopropanolalkohol empfehlenswert. Lokale Anwendung.

Die Komedonen, auch Mitesser genannt, entstehen in den Ausführungsgängen der Talgdrüsen, die sich verstopfen. Im Gegensatz zu den Milien werden die Mitesser mit der Zeit durch die Oxydation mit dem Sauerstoff dunkel, sie haben eine offene Pore. Hier gilt es, die Haut zuvor gut durch Peeling und Masken zu erweichen, dann zu desinfizieren und die Mitesser lassen sich leicht entnehmen. Wird die Desinfektion danach nicht vergessen, entstehen hier auch keine Entzündungen. Das Aushebeln des Komedos sollte mit dosiertem Druck erfolgen, um keine Hämatome entstehen zu lassen, denn sie brauchen geraume Zeit zur Abheilung und sehen nicht gut aus.

Zu den Gefäßanomalien zählen die Teleangiektasien, die Couperose, die Rosacea, aber auch die Akne.

Die Teleangiektasien sind das erste Stadium der Gefäßanomalien, die Couperose das zweite Stadium und als drittes und ausgeprägteres Spätstadium die Rosacea, die nicht mehr in die Hand der Kosmetikerin gehört.

Gefäßanomalien können vom Arzt gelasert werden oder durch Strom verödet werden, von der Kosmetikerin allenfalls abgedeckt werden, aber nicht behandelt oder entfernt werden. Es handelt sich hierbei um Stauungsdermatosen, die meist im Alter von 30 bis 50 Jahren auftreten und die immer einen medizinischen Ursprung haben.

Die Cellulite zählt auch zu den Gefäßanomalien, auch sie tritt in drei Stadien auf. Die Behandlung der Cellulite im Stadium 1 darf, wie bereits an anderer Stelle erklärt, noch von der Kosmetikerin vorgenommen werden.

Der Anamnesebogen sagt alles über die Krankenvorgeschichte der Kundin aus und sollte immer zuvor ausgefüllt werden.

1. Herzerkrankungen,
2. Schilddrüsenerkrankungen,
3. Krebserkrankungen,
4. Gefäßerkrankungen,

5. Krampfaderbildung,
6. Kreislaufsymptomatiken,
7. psychische Verfassung,
8. Schwangerschaft,
9. Stillzeit,
10. Herzschrittmacher,
11. Epilepsie

müssen ausgeschaltet werden. Ist die Kundin so weit gesund bis auf das kosmetische Problem, kann die Behandlung vorgenommen werden.

1. Bürstenmassage der entsprechenden Körperstellen Oberschenkel, Po und Bauch
2. Durchblutungsfördernde Masken ca. 20 Minuten, es bieten sich Algen-, Kampfer-, Salz-, Heilerdepackungen an.
3. Anlegen eines Lymphdrainagegerätes, Elektroden in Flussrichtung der Lymphe anlegen, für ca. ¾ Stunde, bei geringer Aktivität
4. Nach Abnehmen der Elektroden wird die behandelte Hautpartie noch mit einem Kräuteröl, Rosmarin, Minze oder Ähnlichem, massiert.

Nicht nur diese Behandlung bringt der Kundin den optischen, ästhetischen Erfolg, sondern auch eine Lymphdrainage, die zur Entschlackung des gesamten Körpers führt, der Lymphstrom wird angeregt, was anfangs dazu führt, dass die Kundin friert, sich aber nach einer kurzen Erholungsphase richtig gut fühlt.

Diese Behandlungen werden als Kuren verkauft, wobei zehn bis 15 Behandlungen das absolute Maximum darstellen. Danach werden Behandlungspausen von wenigstens zwei Jahren eingelegt, um die Lymphe nicht zu überfordern oder die zarten Lymphgefäße nicht zu zerstören. Das könnte fatale Folgen für die Kundin nach sich ziehen, die dann nur schwer wieder zu beheben sind. Wir bleiben in der Kosmetik! Und halten uns daran!

Cellulite im Stadium 2 und 3 ist Sache des Arztes!!!

Schwangerschaftsstreifen gehören nicht mehr zu den Gefäßerkrankungen, es handelt sich hierbei um gerissene Hautariale, die dadurch entstehen, wenn zu stark zugenommen wird, zum Beispiel in der Schwangerschaft. Oftmals auch bei den Damen, die vor der Schwangerschaft aktiv ihren Body gestrafft haben, die Haut ist zu straff und reißt schneller bei Beanspruchung diesen Ausmaßes der Schwangerschaft. Betroffen sind meist die Oberschenkel, die Hüftbereiche, aber auch Bauch und Brustbereiche. Diese Streifen werden erst dann richtig sichtbar, wenn die Frau ihre normale Körperform wieder zurück hat.

Diese sichtbaren Veränderungen, oft auch bläulich verfärbt, sind nicht mehr zu beheben, weder kosmetisch noch ärztlich.

Der Damenbart

Ist eine Überbehaarung an der Oberlippe und im Kinnbereich, die durch hormonelle Störungen oft mit Beginn der Wechseljahre entsteht. Die Entfernung ist am schnellsten und bequemsten mit Heißwachs erreicht. Kleinere Mengen können auch mit der Pinzette gezupft werden. Es werden aber auch Laserbehandlungen angeboten. Oder auch die Koagulation mittels Strom ist eine Möglichkeit, Haare dauerhaft zu entfernen.

Hauttumore

Wir unterscheiden
1. gutartige Tumore und
2. bösartige Tumore.

Die gutartigen Tumore
1. sind scharf begrenzt
2. sind verschieblich
3. wachsen verdrängend und durch Vergrößerung
4. bilden keine Metastasen

Hierzu zählen
1. Aterome es sind Grießbeutel, die man nur
   auf der behaarten Haut findet
2. Lipome sind Fettgeschwülste
3. Myome sind Muskelgeschwülste
4. Milien sind Pigmentgeschwülste
5. Clavien sind Hühneraugen

Bösartige Tumore
1. sind unscharf begrenzt
2. sind nicht verschieblich
3. wachsen fressend und durch Zellteilung
4. bilden Metastasen

Hierzu zählen
1. das Karzinom ist ein bösartiger Epitheltumor
2. das Sarkom ist ein bösartiger Bindegewebstumor und gefährlicher als das Karzinom
3. das Melanom-Sarkom ist ein bösartiger Bindegewebstumor mit Pigmenteinlagerungen, ihn findet man oft in der Leistengegend und in der Achsel
4. das Basaliom entsteht in der Basalzellschicht

Alle Tumore gehören in die Hand des Arztes!!! Die Kosmetikerin muss aber achtsam sein und Hautveränderungen sofort mit der Kundin besprechen, sodass sie einen Arzt aufsuchen kann.

Die Xanthelasmen

Es handelt sich um gelblich, bräunlich verfärbte Fett- oder Cholesterinablagerungen rund um das Auge. Sie sind erhaben und unscharf begrenzt. Auch hier ärztliches Gebiet.

Hautpilzerkrankungen, die Dermatomykosen

Machen sich meist durch Schuppung oder durch Bläschenbildung und Juckreiz bemerkbar, da es sich hier um eine Infektionskrankheit handelt, ist auch das ein Gebiet für den Arzt.
Die bakterielle Hautentzündung, auch Dermatitis genannt, juckt stark, verbreitet sich schnell, zeigt meist scharfbegrenzte wässrige Bläschen. Die Ansteckungsgefahr ist groß und gehört ebenso wie die anderen Infektionserkrankungen in die Hand des Arztes.

Die Milben

Setzen sich in die Haut, legen ihre Eier dort ab, es kommt zu starken Entzündungsprozessen und starkem Juckreiz. Es handelt sich um die Krätze. Der Juckreiz ist so groß, dass die Betroffenen Kratzspuren an den betroffenen Hautstellen haben.

Bläschenbildung am Mund

Hier ist auch besondere Vorsicht geboten, da sich unterschiedliche Krankheiten dahinter verbergen können. Sie sollten keinesfalls geöffnet werden, es besteht große Ansteckungsgefahr. Ärztliches Gebiet!

Die Massage und ihre Wirkung auf den Organismus

Mit der manuellen Massage wird der Organismus immer ganz erreicht, das heißt, dass nicht nur ein spezielles Areal behandelt wird, sondern die Haut, die Muskulatur, aber auch die Blutgefäße, Lymphgefäße und auch die Nerven entsprechend beruhigt oder aktiviert werden. Nur so ist es möglich, dass der Behandelte entspannen kann. In der Kosmetik finden unterschiedliche Massagen ihre Anwendung. Die Gesichtsmassage wird am häufigsten angewandt. Ihr folgt die Hand- und Armmassage, dann die Rückenmassage, aber auch die Ganzkörpermassage wird im Wellnessbereich oft ausgeführt. Mit einer etwas kräftigeren Massage erreicht man die Skelettmuskulatur, um sie zu lockern. Bei der Gesichtsmassage will man die mimische Muskulatur erreichen, aber auch die Blutzufuhr steigern und somit auch den Abfluss des venösen Blutes erhöhen. Die Lymphsystem wird auch aktiviert. Rundum erfährt die behandelte Person eine Entspannung einerseits, aber auch eine Entgiftung des Körpers. Diese Wohlfühlangebote nutzen viele Menschen und sollten in allen Kosmetikbetrieben zu finden sein.

Reinigungsmittel

Kosmetische Reinigungsprodukte werden eingesetzt, um die Haut von Creme, Make-up und den natürlichen Hautabsonderungen, wie Schweiß und Fett, oder auch anderen Umweltbelastungen wie zum Beispiel Staub zu befreien. Nur eine gut gereinigte Haut ist aufnahmefähig für die Wirkstoffe. Mit jeder Reinigungsmethode werden lose Hautschüppchen abgenommen. Auf eine ganz natürliche Art der Reinigung werden ca. 6 bis 8 g Hautschuppen entfernt. Peelinganwendungen verstärken diesen Effekt. So sollte auf zu häufiges Peelen verzichtet werden, um die Haut nicht zu schädigen. Nach wie vor braucht die Zelle bis zu 21 Tage von der Teilung bis zu ihrem Bestimmungsort Haut.

Die vielen unterschiedlichen Reinigungsmittel haben durch ihre Wirkstoffzusammensetzung einen zu hohen pH-Wert, der dazu führt, dass der Hydrolipidmantel aus dem Gleichgewicht gerät und somit die Hauttypen zu trocken oder zu fett entstehen.

1) Wasser und Seife
Sind unentbehrlich für die Körperreinigung, bei der empfindlichen Gesichtshaut aber nicht zu empfehlen, da alle Seifen alkalisch sind. Wenn aber ausdrücklich vom Arzt empfohlen, sollten sie sich jedoch auf einem mittleren pH-Wert bewegen.

2) Hydrophile Öle sind wasserfreundlich und wasserlöslich. Man richtet sich mit den dazugehörigen Kräutern nach dem jeweiligen Hauttyp. Das Hy-Öl ist für jeden Hauttyp geeignet und bedarf keiner Nachklärung durch ein entsprechendes Gesichtswasser. Es eignet sich besonders für Menschen, die gerne und viel Wasser zur Reinigung ihrer Gesichtshaut einsetzen.

3) Reinigungsmilch, auch hier richtet man sich wieder nach dem Hauttyp und bietet die Produkte mit den Auszügen von Phytohormonen, wie zum Beispiel Gurken, Azulen, Hamamelis, Rosmarin, Schwefel, Propolis usw. Nach Anwendungen mit einer solchen Reinigungsmilch muss mit einem Gesichtswasser nachgeklärt werden.

4) Waschcremes, sie werden synthetisch hergestellt und sind neutral bis leicht sauer. Zugesetzte Fettstoffe sollen das Austrocknen der Haut verhindern.

5 und 6) Alkoholische Wasser, man benutzt sie nach der Reinigung mit Milch. Alkohol reinigt am besten, wirkt aber bei längerer Anwendung austrocknend. Alkohol zerstört die Eiweißstoffe der Hornschicht und regt die Talgproduktion bei sehr fetter Haut noch zusätzlich an. Man unterscheidet zwischen 3 % als alkoholfrei, bei 10 % als mild und zwischen 20 und 25 % als adstringierend gleich zusammenziehen der Poren. Die meisten Gesichtswässer weisen einen hohen Alkoholgehalt auf und da Alkohol hygroskopisch gleich wasseranziehend wirkt, wird der Haut die Feuchtigkeit entzogen. Gesichtswässer dienen nur dazu, Reste von Milch zu entfernen und zur Erfrischung und Anregung der Haut. Bei Entfernung von Unreinheiten sollte Alkohol nur lokal benutzt werden.

7) Trockenbürstungen werden vorwiegend bei der Körperbehandlung eingesetzt. Es handelt sich um eine gute Vorbereitungsmassage, die die Durchblutung fördert und gleichzeitig die Haut aufnahmefähig macht, indem Hautschuppen entfernt werden. Die erhöhte Durchblutung sorgt dann bei der nachfolgenden Massage für eine verbesserte Entgiftung im venösen Blutsystem und der Lymphe. Achtung! Bei bestehenden Varizen sollte weder gebürstet noch massiert werden.

8) Mandelkleie, sie wird bei einer Aknehaut eingesetzt. Die Mandelkleie mit Seesand hat eine größere Massagewirkung und die beim Waschvorgang frei werdende Blausäure hat desinfizierende Wirkung.

9) Buttermilch, sie wirkt bei sonnengestresster Haut kühlend und beruhigend.

10) Ölreinigung ist ebenfalls nach reichlichem Sonnenbad anzuwenden, sollte aber nur im akuten Fall eingesetzt werden, da diese Reinigung bei längerem Gebrauch die Poren verstopfen kann.

11) Sauna, sie eignet sich besonders gut zur innerlichen und äußeren Körperreinigung. Die Wärme öffnet die Poren der Haut, aber auch die Gefäße weiten sich, sodass eine gute Entschlackung erzielt wird. Die Saunareinigung sollte drei Saunagänge nicht überschreiten und die vorgegebenen Ruhezeiten müssen unbedingt eingehalten werden. Zu empfehlen sind drei Saunagänge zu je 15 bis 20 Minuten, danach kalt duschen und 15 bis 20 Minuten Ruhe. Es ist sinnvoll, zuvor den Arzt zu konsultieren. Es gibt Krankheitsbilder, bei denen der Saunabesuch nicht angesagt ist.

12) Packungen und Masken, sie dienen der intensiven Hautpflege und können je nach Wirkstoffkomplex ein- bis zweimal wöchentlich eingesetzt werden. Der Unterschied zwischen einer Packung und der Maske ist die Konsistenz. Die Packung bleibt weich, die Maske wird sehr hart, es entwickelt sich oftmals auch Wärme auf der Haut.

13) Dampfbäder, sie werden schon mal bei der Behandlung der unreinen Haut eingesetzt. Dem heißen Wasser werden Wirkstoffe wie zum Beispiel Kamille, Fenchel, Salbei, Fichtennadel zugeführt. Diese Reinigungsmethode sollte nur selten eingesetzt werden, da der Wasserdampf die Haut sehr aufquillt. Bei sehr empfindlichen Hautbildern, erweiterten Äderchen beziehungsweise Couperose sollte auf Dampfbäder ganz verzichtet werden.

14) Kompressen, sie werden zur Entfernung von Reinigungspräparaten und Packungen eingesetzt. Die heißen Kompressen wirken kapillarerweiternd, beruhigend, hornlösend und hautquellend. Kalte hingegen kapillarverengend, kühlend und erfrischend.

15) Teewaschungen, sie verstehen sich nur als leichte erfrischende Reinigung. Schwarzer Tee wirkt erfrischend, Kamille wird bei einer zur Entzündung neigenden Haut eingesetzt. Fenchel verfeinert die Hautstruktur.

16) Peelings werden je nach Hautbild zur Verfeinerung und Reinigung eingesetzt. Wir unterscheiden Enzym- und Cremepeeling, wobei die Anwendungen unterschiedlich sind. Das Enzympeeling wird nach der Reinigung wie eine Packung aufgelegt, es wirkt durch Enzyme gleich Fruchtsäure Hautschüppchen lösend. Es wird nach einer kurzen Einwirkzeit, die der Hersteller bestimmt, mit lauwarmen Kompressen abgenommen. Der Hautarzt setzt unter anderem die Vitamin-A-Säure ein. Ein Cremepeeling enthält Schleifpartikel, zum Beispiel zerriebene Kürbiskerne, es wird in kreisrunden Bewegungen auf der Haut massiert. Ein solcher Reinigungseffekt kann auch mit einer Gesichtsbürste erzielt werden.

17) Vapozon. Es handelt hierbei um ein Gerät, das eingesetzt wird, um die Haut zu bedampfen. Der frei werdende Nebel hat eine porenöffnende Wirkung, sodass Hautunreinheiten leichter und schonender entfernt werden können. Die im Vapozongerät enthaltene Ozonlampe hat eine desinfizierende Wirkung. Die Behandlungszeit sollte acht bis zehn Minuten nicht überschreiten.

Packungen und Masken

Diese Intensivprodukte unterscheiden sich nur in ihrer Konsistenz. Eine Packung bleibt cremig weich, die Maske wird sehr fest. Die jeweiligen Wirkstoffkomplexe können in beiden Produkten enthalten sein. Die Packungen werden öfter eingesetzt, weil sie angenehmer zu ertragen sind.

Diese Intensivpflegeprodukte haben je nach Wirkstoffkomplex durchblutungsfördernde oder beruhigende, desinfizierende, nährende und regenerierende Wirkung. So sind der Hauttyp, der augenblickliche Zustand der Haut, das Alter ausschlaggebend bei der Produktwahl.

Wichtig ist, dass die Haut vor jeder Intensivpflege gut gereinigt wird, um den ausgewählten natürlichen Inhaltsstoffen die Möglichkeit zur Wirkung zu schaffen.

Die Einwirkzeit ist vom Hersteller abhängig, ebenso wie dieses Pflegeprodukt von der Haut entfernt wird.

Masken enthalten undurchlässige Trägersubstanzen, die sie sehr fest werden lassen und die Haut zum Quellen bringen. Sie liegen schwer auf der Haut, werden nicht von jedem Benutzer toleriert. So können sie oft erst abgenommen werden, wenn sie ganz fest geworden sind und sie als Maske abgenommen werden können.

Das Tüpfelchen auf dem i ist das Make-up

Zu einem perfekten Make-up gehören eine gut gepflegte Haut, die regelmäßige Reinigung und auch die nährende oder auch Effektmaske. Danach folgt eine Cremegrundlage und erst jetzt das Make-up. Die Farbe richtet sich nach der konstitutionellen Hautfarbe beziehungsweise nach dem zur Zeit bestehenden Bräunungsgrad. Weiterhin orientieren wir uns nach der Haarfarbe, der Augenfarbe, der Kleidung.

Das Tages-Make-up unterscheidet sich vom Abend-Make-up durch die Intensität der Farben. Die Lichtverhältnisse sind ausschlaggebend. Trendorientierte Make-up-Gestaltung lässt viel Raum für kreative Farbanordnungen und Glitter und Glamour.

Es sei noch gesagt, dass die Form der Augen beziehungsweise des Gesichts eine Rolle spielt, ob man zu hellen oder dunklen Farbtönen greift. Alle dunklen Farben lassen optisch das entsprechende Gesichtsareal zurücktreten, helle Farbtöne betonen diese. So ist es möglich, dass man die Augen größer, kleiner erscheinen lassen kann. Die Nase spitzer oder breiter, die Wangenpartie hervortreten oder dezent zurücktreten lassen kann.

Das Make-up sollte immer die Schönheit der Kundin betonen. Oft ist weniger mehr. Die Visagistik ist eine gesonderte Ausbildung.

Die Körpermuskeln

Rücken
Linke Schulter   Deltamuskel
Linkes Schulterblatt   großer Rautenmuskel

Rumpf   Dornfortsätze des 1. und 2. Lendenwirbels
                            Hinterer oberer Sägemuskel
                            Rippen
                            Hinterer unterer Sägemuskel
                            Innerer schräger Bauchmuskel
                            Äußerer schräger Bauchmuskel
                            Breiter Rückenmuskel
                            Beckenkamm

Arm
                            Dreiköpfiger Armstrecker
                            Zweiköpfiger Armbeuger
                            Fingerstrecker
                            Oberarm-Speichen-Muskel
                            Langer Daumenbeuger
                            Halteband der Strecksehnen
                            Hand Zwischenknochenmuskeln

Beinmuskel hinten
                            Großer Gesäßmuskel
                            Darmbein-Schienbein-Sehne
                            Zweiköpfiger Oberschenkelmuskel langer Kopf
                            Halbmembranöser Muskel
                            Zweiköpfiger Oberschenkelmuskel kurzer Kopf

Beinmuskel vorne

Schenkelbindenspanner
Gerader Oberschenkelmuskel
Äußerer Oberschenkelmuskel
Kniescheibe
Großer Lendenmuskel
Darmbeinmuskel
Kamm-Muskel
Langer Anzieher
Schneidermuskel
Innerer Oberschenkelmuskel

Bein vorne

Kniescheibe
Langer Wadenbeinmuskel
Vorderer Schienbeinmuskel
Halteband der Stecksehnen
Innenknöchel
Sehnen des langen Zehenstreckers

Bein hinten

Halbmembranöser Muskel
Zweiköpfiger Oberschenkelmuskel
Innerer Wadenmuskel
Äußerer Wadenmuskel
Achillessehne
Fersenbein

Bauchmuskeln

Viereckiger Lendenmuskel
Schräge Bauchmuskeln
Großer Lendenmuskel
Darmbeinmuskel

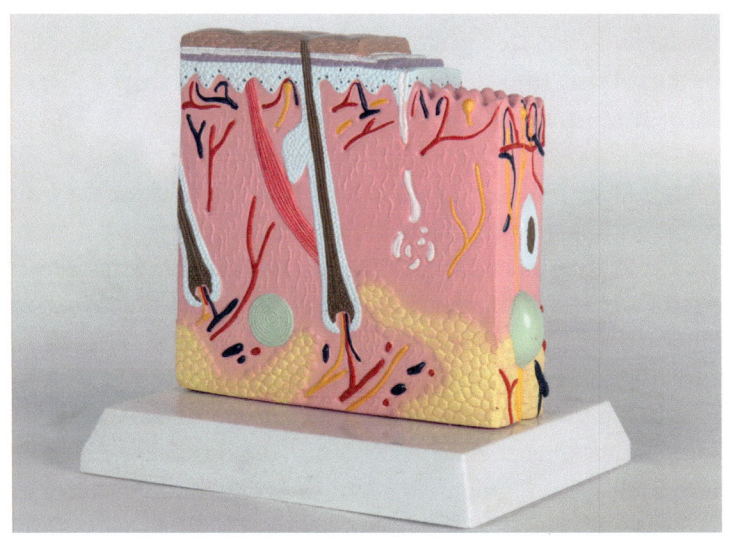

Aufbau und Funktion Haut- Cutis

Aufbau und Funktion der Haut Cutis

Das Aussehen der Haut wird durch die Hautoberfläche bestimmt, man spricht auch von dem Hautrelief und versteht darunter die plastischen Erhebungen und Vertiefungen, die auf der Haut zu erkennen sind. Die Körperhaut, mit Ausnahme der behaarten Kopfhaut, wird durch die Hautfurchen in ein unregelmäßiges Netz aus Drei- und Vierecken aufgeteilt. Ein Teil dieser Hautfurchen ist stärker ausgebildet. Sie verlaufen stets in gleicher Richtung. Die Fältelung ermöglicht es der Haut, sich Spannungen und Dehnungen anzupassen. Man spricht von den sogenannten Funktionsfalten. Durch häufige Fältelung und den dadurch hervorgerufenen Elastizitätsverlust bilden sich besonders mit zunehmendem Alter stärkere Falten und manchmal Runzeln aus. Insbesondere im Gesicht durch die ständigen Bewegungen der Gesichtszüge – Mimik. Hier spricht man auch von den mimischen Falten

57

im Bereich der Nase, der Augen und auf der Stirn. An der Haut der Handinnenflächen und der Fußsohlen erkennt man vorwiegend parallele Erhebungen, die als Linien über die Haut verlaufen und sich an manchen Stellen zu Schleifen, Wirbeln und Bogen formieren. An den Fingerendgliedern bilden sich auf diese Weise die Muster der Fingerabdrücke, die bei jedem Menschen unterschiedlich sind und diesen Menschen als einzigartig ausweisen. Diese linienförmigen Erhebungen, die Hautleisten, werden durch die zwischen ihnen liegenden Hautfurchen voneinander getrennt. In unregelmäßigen Abständen werden sie von trichterförmigen Vertiefungen unterbrochen. Dies sind die Austrittsöffnungen der Schweißdrüsen, die man mit einer Lupe leicht erkennen kann. Neben den eigentlichen Hautporen, die durch die Ausgänge der Schweißdrüsen gebildet werden, kann man mit bloßem Auge andere Poren auf der Körperhaut erkennen. Hierbei handelt es sich um die Ausgänge der Haarfollikel, das heißt, der Einstülpungen der Haut, in denen sich das Haar befindet. An manchen Stellen sind die Haare, die zu den Haarfollikeln gehören, so fein ausgebildet, dass sie nur schwer zu erkennen sind. Man spricht hier auch von Flaumhaar. Wir finden im Gesicht, insbesondere im Stirn-, Nasen-, Kinnbereich, oft ausgeprägte Hautporen dieser Art. Betrachtet man diese Hautporen im Gegenlicht, so sieht man deutlich die feinen Flaumhärchen, die aus den Poren herausragen. In einigen Fällen können diese Härchen auch fehlen. Wie man sich im Vergleich mit anderen selbst überzeugen kann, ist es eigentlich ungerechtfertigt, von der „Haut" zu sprechen.

An den verschiedensten Körperstellen ist die Haut unterschiedlich ausgebildet, um ihren differenzierten Aufgaben gerecht zu werden. Unter der Lupe betrachtet weist die Haut an verschiedenen Körperstellen eine unterschiedliche Dicke auf, mit unterschiedlicher Hautfältelung und Behaarung.

Die Grobschichtung der Haut

An einem Querschnitt durch die Haut erkennt man drei verschiedene Hauptschichten der Haut. Dieses sind die Oberhaut, die Lederhaut und das Unterhautfettgewebe. Ganz außen liegt die oberste Schicht der Haut, die Oberhaut oder auch Epidermis. Die Epidermis ist die äußere Hülle des menschlichen Körpers. Unter ihr liegt die Lederhaut gleich Corium, sie besteht aus Bindegewebe, das man unter dem Mikroskop in seiner fasrigen Struktur deutlich erkennen kann. Das fasrige Bindegewebe gibt der Haut ihre Festigkeit und die Elastizität. Nicht deutlich von der Lederhaut abgegrenzt ist das Unterhautfettgewebe, auch Subcutis genannt. Zwischen Strängen aus Bindegewebe, wie sie im Corium vorkommen, liegen die traubenförmig angeordneten Fettzellen, die normalerweise voll mit Fett beladen sind. Die Oberhaut Epidermis ist verantwortlich für das Aussehen der Haut und übernimmt wichtige Teile der Aufgaben des Körperschutzes vor Außeneinflüssen. In der Epidermis finden Wachstums- und Erneuerungsprozesse statt, die für das jugendliche Aussehen der Haut eine wichtige Rolle spielen. Die kosmetischen Pflegemittel sollen ausschließlich auf die Oberhaut einwirken. Am Aufbau der Epidermis sind mehrere Schichten von Zellen beteiligt. Man unterscheidet eine Folge von fünf Schichten, von denen eine aus der anderen Schicht durch Umwandlung hervorgeht.

1. Basalzellschicht   stratum basale
2. Stachelzellenschicht stratum spinosum
3. Körnerzellschicht   stratum granulosum
4. Leuchtschicht   stratum lucidum
5. Hornschicht   stratum cornium

Die unterste Zellschicht der Epidermis ist die Basalzellschicht stratum basale. Die Basalzellschicht besteht nur aus einer einzigen Lage von länglichen zylinderförmigen Zellen mit ausgeprägtem Zellkern. Dieser Zellkern, die Steuerzentrale der Zelle, zeigt, dass die Zellen der Basalzellschicht teilungsfähig sind. Zur Lederhaut hin sind die Zellen mit feinsten Würzelchen versehen, die eine feste Verbindung zum Corium schaffen. In den Zwischenräumen der Unterhaut zur Oberhaut liegen die sogenannten Lederhautpapillen in denen der Säftestrom die Zellen mit Sauerstoff und Nahrungsstoffen versorgt, außerdem stehen die Lederhautpapillen durch ihre Verzahnung und verbinden die Zellschichten. In allen obrig gelegenen Zellschichten gibt es keine Blutversorgung mehr. Die Zellen der Basalzellschicht sorgen ständig für die Erneuerung der Epidermis. In den Lederhautpapillen finden wir die Kapillargefäße von Blut, Lymphe sowie die sensiblen Tastkörperchen, die die Empfindungen wahrnehmen und weiterleiten.

Die zweite Schicht der Oberhaut ist die Stachelzellenschicht, stratum spinosum, sie besteht aus mehreren Lagen von Zellen, die infolge von Zellteilung aus den Zellen der Basalzellschicht entstanden sind. Ihren Namen hat diese Zellschicht von den zahlreichen Zelleiweißbrücken, auch Zytoplasmabrücken genannt, die die einzelnen Zellen miteinander verbinden. Sie sehen aus wie Stacheln, es handelt sich aber um feinste Verästelungen, die nur durch Präparation der Hautquerschnitte zustande kommen. Diese Zellen schrumpfen zu stechapfelförmigen Gebilden zusammen. Diese Zellen haben kugelige bis viereckige Formen. In den untersten Lagen sind die Zellen noch sehr wasserreich, bis zu 60 % Speichervolumen finden wir hier. Die Zellen der obersten Lagen flachen bereits immer mehr ab und der Zellkern erscheint weniger ausgeprägt. In den untersten Lagen der Stachelzellenschicht ist die Zellteilung noch zu beobachten. Durch die Teilungsfähigkeit der beiden untersten Schichten, der Basalzellschicht und der Stachelzellenschicht, spricht man auch von der Keimschicht oder der Keimzone der Oberhaut. Oder auch von stratum germinativum.

Die Schicht, die unmittelbar auf die Stachelzellenschicht folgt, nennt man Körnerzellschicht, stratum granulosum. Man erkennt deutlich in ihr die körnigen Ablagerungen der untersten Keimzone. Die Körnerzellschicht hat keinen eigenen teilungsfähigen Zellkern und so zählt sie, ebenso wie die folgenden Zellschichten, zur Verhornungszone. Hier werden die Zellen immer wasserärmer und es spielen sich zahlreiche Veränderungen in der Zellsubstanz ab. Die Zellen sind bereits flacher und nähern sich der Plättchenform. Über der Körnerzellschicht liegt die Leuchtschicht, stratum lucidum. Diese Schicht hat ihren Namen von ihrem hellen, glänzenden Aussehen. Dieses Glänzen wird von einer Substanz verursacht, die sich aus den Körnchen der Körnerzellschicht gebildet hat und das Licht stark zurück wirft. Die Leuchtschicht ist nur wenige Lagen stark und fehlt bei einer dünnen Epidermis ganz. Man kann diese helle glänzende Schicht gut erkennen, wenn die oberste Schicht der Epidermis zum Beispiel durch Verletzung leicht abgeschürft ist. Die Verhornung ist hier schon fortgeschritten, die Zellen sind flach und plättchenförmig und von fasriger Struktur. Die oberste Schicht der Epidermis ist die Hornschicht, stratum cornium. Diese Schicht bildet den Abschluss nach außen. Mit dieser Schicht endet die Verhornungsphase. Es sind nur noch flache verhornte Zellreste, die sich täglich abschilfern, bis zu 8 g, ohne dass wir die Haut besonders peelen oder bürsten. Der Wassergehalt in der Verhornungszone beträgt nur noch 2 %. In der Tiefe der Hornschicht liegen die Zellen noch sehr fest aufeinander. Nach oben verlieren sie immer mehr ihren Zusammenhalt. Sie werden lediglich durch die vorhandenen Reste der Zellsubstanz, die zwischen ihnen liegt, und durch das natürliche Hautfett zusammengehalten. Diese abgestoßenen Epidermisschüppchen sind normalerweise so klein, dass sie sich in der Kleidung oder im Waschwasser unbemerkt verlieren. Unter bestimmten Umständen kommt es jedoch zur Ablösung von größeren Zellverbänden, die fest miteinander verbunden sind. Man kann dann mit bloßem Auge weißliche bis gelbliche Schuppen erkennen. Dies kommt zum Beispiel bei Verhornungsstörungen vor, wie nach Endzündungen der Haut bei Sonnenbrand oder Verätzungen durch Chemikalien können sich die obersten Lagen im Verband lösen.

Pigmentbildung der Haut

Zwischen den Zellen der Basalzellenschicht und der Stachelzellenschicht finden wir die Melaninzellen. Es sind spezielle Zellen, die in der Lage sind, Farbpigmente, das Melanin, aufzubauen und der Haut die konstitutionelle Hautfarbe verleihen. Diese melaninbildenden Zellen sind mit feinen Verästelungen versehen und werden so mit der Zellteilung der Basalzellschicht mit nach oben transportiert. Der Farbunterschied zwischen den hellen und dunkelhäutigen Menschen besteht darin, dass je nach Land und Gebiet unterschiedliche Anforderungen an die Haut des Menschen gestellt werden. Je wärmer und sonniger das Land, desto mehr Schutz braucht die Haut, um nicht zu verbrennen. Es handelt sich also hierbei um einen natürlichen Sonnenschutz der Haut. Hellhäutige Menschen produzieren unter Einfluss von Sonnenstrahlen mehr Pigmente, die Haut wird braun. Es ist aber ein natürlicher Selbstschutz. Wir sprechen hier auch von der Lichtschwiele, die nur begrenzt wirksam ist. Wird diese überschritten, kommt es zur Hautschädigung.

Verbrennung ersten Grades:
ist fühlbar, starkes Wärmeempfinden, Rötung, Spannungsgefühl

Verbrennung zweiten Grades:
starke Spannungs-, Wärmeempfindung, Entzündungszeichen, Übelkeit, Schüttelfrost, Hautablösung

Verbrennung dritten Grades:
starke großflächige Verbrennung, Bläschenbildung, Hautablösungen, Übelkeit, Schmerzempfinden, Schüttelfrost (Klinikaufenthalt)

Der Säureschutzmantel, als natürliche Barriere der Oberhaut

In der Leuchtschicht stratum lucidum und den untersten Lagen der Hornschicht, stratum cornium, da, wo die Zellen noch fest und lückenlos aufeinanderliegen, befindet sich der Säureschutzmantel der Haut. Man nennt ihn auch Hydrolipid oder Fett-Feuchtigkeits-Mantel.

Die Aufgaben dieses Schutzmantels:
1. Diese natürliche Barriere soll den Wassergehalt der Oberhaut regulieren. Wasserbindende gleich hygroskopische Substanzen, wie zum Beispiel verschiedene Salze, Harnstoff und Säuren, vermutlich aus dem zerfallenen Zellkern stammend, sorgen für diese Bindung und den möglichst gleichbleibenden Feuchtigkeitsgehalt der oberen Lagen der Epidermis.
2. Hier wird auch für den Schutz vor dem Eindringen wasserlöslicher Stoffe gesorgt, dieses geschieht hauptsächlich durch die Lipoide. Fette, Öle, Wachse und andere fettähnliche Stoffe, die aus den zerfallenen Zellen gebildet werden, haben sich hier eingelagert.
3. Diese Schutzzone soll in Grenzen Stoffe unwirksam machen. Von außen kommende Säuren und Basen, Alkalien, die die Haut bei längerer Einwirkzeit, auch in geringer Konzentration, schädigen können, werden abgehalten.
4. Bakterien werden bei intaktem Säureschutz am Wachstum gehindert.

An der Oberfläche der Hornschicht liegt der pH-Wert bei 5,5 bis 6,4. Im Bereich der Barriere werden Werte von 5,5 gemessen und in den

Schichten der Keimzone liegt der Wert bei 7 bis 7,4. Die oberen Schichten der Epidermis reagieren sauer, die unteren neutral bis schwach basisch.

Unter pH versteht man eine Maßeinheit von 1 bis 14, wonach sich die unterschiedlichen Konzentrationen von Säuren und Basen messen lassen.

Die Säuren liegen im Bereich 1 bis 6,9, die Basen im Bereich 7,1 bis 14, pH 7 liegt im neutralen Bereich. Hier spricht man von einem normalen, gesunden Hautbild.

Hier einige Bezeichnungen zum besseren Verstehen:

hydrophil	=	wasserlöslich
hygroskopisch	=	wasserbindend
Hydrolipid	=	Fett/Feuchtigkeit
Alkalien	=	Säuren/Basen
Aminosäuren	=	Ablagerungen aus den Zellen

Die Nervenversorgung der Haut

Die Haut ist nicht nur äußere Umhüllung des Körpers, um ihn vor stumpfer Gewalt zu schützen und auch nicht nur Fabrik zur Produktion zahlreicher lebensnotwendiger Substanzen, sondern insbesondere ein riesiges Sinnesorgan, das den Kontakt mit der Umwelt herstellt und in großem Maße der Kommunikation dient. Jede Wahrnehmung ist nur über die Reizweiterleitung möglich. Das Gehirn ist die Zentrale unserer Sinne und Wahrnehmungen und regelt auch die geordnete Peristaltik der Organe und Gefäße. Es wiegt etwa 1500 g und ist von den Hirnhäuten umgeben. Seine wichtigsten Funktionen sind die Wahrnehmungen von Sinnesreizen, das Denken, Lernen und Erinnern sowie der Informationsaustausch zwischen den einzelnen Wahrnehmungszentren. Während das Großhirn mit seinen zahlreichen Furchen die oberste Steuerstelle des bewussten Handelns ist, dienen die tiefer gelegenen Strukturen des Gehirns als Umschaltstelle für Signale aus dem Körper und greifen auch teilweise hormonell gesteuert in den Stoffwechsel ein. Das Stammhirn, oberhalb des Übergangs zum Rückenmark gelegen, die Medulla oblongata, steuert lebensnotwendige Funktionen wie zum Beispiel die Atmung und den Blutkreislauf. In seinem hinteren unteren Teil schließt sich dem Großhirn das Kleinhirn an. Es ist für Gleichgewicht, Körperhaltung, Koordinierung der Körperbewegungen zuständig. Im Inneren des Gehirns finden wir die Hirnventrikel, es handelt sich hier um einen Hohlraum mit mehreren Kammern, der mit einer flüssigkeitsproduzierenden Haut ausgekleidet ist, dem Liquor gleich Hirnwasser. Dieser Hohlraum steht über ein spezielles Gefäßsystem mit den Spalten zwischen dem Gehirn und dem Rückenmark und der Wirbelsäule, Wirbelknochen in Verbindung. Das Gehirn und Rückenmark wird durch das Liquor geschützt.

Das Rückenmark

Das Rückenmark wird durch einen dicken Strang Nervenfasern gebildet, der gut geschützt im Wirbelkanal im Inneren der Wirbelsäule verläuft. Zu beiden Körperseiten treten ca. 31 Nerven aus dem Rückenmark aus. Wir sprechen hier von den Spinalnerven, die in die entsprechenden Muskeln ragen. Das Rückenmark selbst bleibt im Liquor geschützt zurück. Gehirn und Rückenmark bilden das Zentralnervensystem. Dieses enthält die Mischung aller Nerven, vegetative, sensible und Bewegungsbahnen.

Die Haut enthält Nervenfasern in großer Zahl, diese Nervenfasern durchziehen fein verzweigt den ganzen Körper bis in die Unterhaut, das Corium, die Lederhautpapillen.

Diese kleinen Nervenorgane werden nach ihrem Entdecker geordnet und nach den Wissenschaftlern benannt, die sie zuerst beschrieben haben. So unterscheidet man zum Beispiel zwischen den meißnerschen Körperchen, den krauseschen und den ruffinischen und den vater-pazinischen

Nervenkörperchen. Früher schrieb man jedem von ihnen eine unterschiedliche Aufgabe zu und glaubte, dass die meißnerschen Körperchen für die Berührungsreize empfindlicher seien, die krauseschen Körper das Kälteempfinden und die ruffinischen das Wärmeempfinden und die vaterpazinischen Körperchen das Druckempfinden signalisieren. Heute ist es umstritten, ob diese Spezialisierung zutrifft. Nerven sind allgemein für das Schmerzbefinden zuständig und signalisieren, sodass der Mensch aufmerksam seinen Körper beachtet. Die Reizempfindung an verschiedenen Hautstellen ist unterschiedlich. Hochempfindlich sind die Zungenspitze, die Fingerspitzen, die Lippen. Weniger empfindlich sind die Hautpartien am Unterarm und Rücken.

Diese Hautreizung ist messbar. Durch Anlegen eines spitzen Gegenstandes, den man über die zu testende Hautpartie führt, zeigt die Person Reaktionen, indem sie sich äußert, was sie empfindet. Temperaturunterschiede werden wahrgenommen und schützen uns so vor zum Beispiel Verbrennungen.

Man unterscheidet
  1. das Zentralnervensystem
  2. das periphere Nervensystem
  3. das sensible Nervensystem
  4. das vegetative Nervensystem

Das Zentralnervensystem besteht aus dem Gehirn und dem Rückenmark, man spricht hier auch von dem motorischen Nervensystem, bei dem die Reize direkt vom Gehirn über das Rückenmark in die entsprechende Muskulatur geleitet werden. Dieses geschieht willentlich und nur so können Bewegungen vorgenommen werden, diese Nervenfasern enden in der Haut.

Die leitenden Nerven unterscheiden sich in Bewegungsbahnen und Empfindungsbahnen, die auch sensible Nervenbahnen genannt werden. Die sensiblen Nervenbahnen beginnen in der Haut, Schleimhaut, Knochenhaut.

Das vegetative Nervensystem ist unserem Willen nicht unterzogen und aktiviert die inneren Organe.

In sehr vielen Nerven vereinigen sich motorische, sensible und vegetative Nervenfasern, so spricht man auch von gemischten Nerven, diese versorgen auch die Muskeln und Gelenke.

Jeder Nerv besteht aus einer Anzahl gebündelter Nervenfasern. So ist der Umfang der Nerven unterschiedlich. So hängt das davon ab, wie viele Nervenfasern der jeweilige Nerv enthält und wie stark die einzelne Nervenfaser ist. Der Durchmesser der Nervenfasern schwankt zwischen 0,002 und 0,02 mm. Ihrem feinen Bau nach werden sie in markhaltige weiße und marklose graue eingeteilt. Die weißen Nervenfasern bestehen aus einer Bindegewebsschicht im Äußeren und aus dem Nervenmark, in dem die eigentlichen Reizträger verlaufen.

Die grauen Fasern sind ähnlich gebaut wie die oben genannten weißen, hier liegt der Unterschied darin, dass das Mark fehlt. Die Reizgeschwindigkeit eines Nervs beträgt bis zu 100 m/s von der Fußspitze bis zum Kopf. Es ist nur ein Bruchteil einer Sekunde.

Die meisten Nervenäste, die vom Rückenmark ausgehen, verzweigen sich, sodass sie mit zunehmender Entfernung von der Wirbelsäule an Zahl zunehmen. Rückenmarknerven enthalten sowohl motorische als auch sensible und vegetative Nervenfasern.

Die sensiblen Kopfnerven reagieren auch auf das, was gesehen, ausgesprochen, also über das Ohr oder ansonsten positive oder negative Gerüche wahrgenommen wird. Diese sensiblen Wahrnehmungen führen zu sofortigen Reaktionen, wie zum Beispiel Weinen, Lachen oder man signalisiert, dass es einem nicht gut geht. Die Umwelt nimmt wahr, ohne dass man das zuvor ausgesprochen hat, was einem nicht gefällt. Es ist die Mimik, die sich einfach in das Gesicht des Betroffenen zaubert, oftmals unbemerkt, ungewollt.

Das Blut

Es handelt sich um eine fast farblose Flüssigkeit, die zudem noch feste Bestandteile in sich birgt.

Die roten Blutkörperchen, Erythrozyten, 4,5 bis 5,5 Millionen auf 1 Kubikmilliliter,

die weißen Blutkörperchen, Leukozyten, 6.000 bis 8.000 auf 1 Kubikmilliliter

und die Blutplättchen, Thrombozyten, 300.000 auf 1 Kubikmilliliter Blut sind bei einem gesunden Menschen zu finden.

Die Erythrozyten haben die große Aufgabe, Sauerstoff und Nahrungsstoffe an sich zu binden und den Zellen zuzuführen. Sie haben eine Lebensdauer von ca. drei Monaten und werden in der Milz und der Leber abgebaut.

Die Leukozyten haben die reinigende Funktion und vernichten eingedrungene Krankheitserreger, indem sie die eingedrungenen Krankheitserreger umschließen und sie so vernichten. Das Toxin des Erregers und der zugrunde gegangene Leukozyt ergeben den Eiter.

Die Streptokokken und die Staphylokokken gehören zu den eitererregenden Bakterien. Wobei die Streptokokken den dünnflüssigen oberflächlichen Eiter entwickeln und die Staphylokokken den aus der Tiefe kommenden dickflüssigen, grünlichen übel riechenden Eiter entwickeln.

Die Thrombozyten haben die besondere Aufgabe, bei der Wundheilung zu helfen und die Wunde zu verkleben, so haben Krankheitserreger keine Möglichkeit einzudringen. Sie stehen in enger Verbindung mit der Blutgerinnung.

Alle festen Bestandteile werden im roten Knochenmark der platten Knochen gebildet.

Das Blut hat somit ein großes Aufgabengebiet, von der Versorgung und Entsorgung des gesamten Organismus mit Sauerstoff und Nahrungsstoffen, ohne das es keinen Zellaufbau und keine Atmung gäbe. Umso wichtiger ist es, so bewusst mit dem umzugehen, was wir zu uns nehmen, denn alle Noxen – Gifte wie zum Beispiel Zigaretten, Alkohol, Kaffee oder irgendeine andere Droge – gelangen ebenso in den Organismus, nur mit dem Unterschied der Zelle zu schaden, statt sie aufzubauen. Es gelangen aber all diese Nahrungsstoffe nicht nur über den Mund und Verdauungstrakt in den Körper, sondern auch über die Haut in Form von Cremes, Lotionen, Tattoos, Wimpern- und Haarfarben, Make-up, Lidschatten und Mascara und können so Allergien oder andere Hautirritationen nach sich ziehen. So ist es sicher anzuraten, die Körperpflegeprodukte sorgfältig zu prüfen, bevor man sie benutzt.

Das Blut wird durch die Arbeits- und Pumpkraft des Herzens über die Arterien und Venen durch den Körper geleitet. Dieses Gefäßsystem ist in sich geschlossen und folgt einem ewigen Kreislauf, der in der linken Herzkammer beginnt, durch die große Körperschlagader, Aorta, über den Aortenbogen in die nächstkleineren Gefäße, die Arterien und dann wieder in die kleinsten Haargefäße oder auch Kapillargefäße beziehungsweise Arteriolen in die einzelne Zelle gelangt, um diese mit Sauerstoff zu versorgen. Es ist die innere Atmung, der Austausch von Blut zur Zelle und Zelle und Blut, bei dem die Venolen als kleinstes Gefäß auf der venösen Seite die Entsorgung der Stoffwechselschlacken vornehmen, den nächstgrößeren Gefäßen, den Venen, zuführt. Diese münden in den Sammelgefäßen der unteren und oberen Hohlvene, die wiederum das venöse Blut dem rechten Herzvorhof zuführt. Durch die Zusammenziehung des Herzens öffnet sich die Segelklappe – Trikuspidalis – und lässt das Blut in die rechte Herzkammer laufen. Diese Klappe schließt sich, sobald der Vorgang beendet ist.

Das Blut läuft nun durch die Lungenarterie in die Lunge. Hier findet jetzt die äußere Atmung statt, der Austausch von Kohlendioxyd und Sauerstoff. Über die Lungenvene wird das nunmehr wieder hellrot gewordene Blut dem linken Herzvorhof zugeführt. Bei gefülltem Vorhof öffnet sich jetzt die linke Herzklappe Mitralis und lässt das Blut passieren, schließt sich nach diesem Vorgang. Das Blut wird jetzt durch die Peristaltik-Arbeitskraft des Herzens wieder in die Aorta gepumpt. Da beginnt der Kreislauf wieder neu zu zirkulieren.

Alle Gefäße, die zum Herzen führen, heißen Venen, die vom Herzen wegführen, nennt man Arterien. So versteht sich, dass auf der venösen Seite das Gefäß, was zum Herzen führt, Arterie genannt wird, aber venöses Blut führt. Und auf der linken Seite, das Gefäß, was von der Lunge kommt, als Vene bezeichnet wird, aber hellrotes mit Sauerstoff angereichertes Blut führt.

Durch die arteriellen Blutgefäße kann das Blut ungehindert direkt in den Körper gelangen, sie haben ja die Aufgabe, alle Zellen möglichst schnell zu erreichen und zu ernähren. Die venösen Blutgefäße hingegen haben die Venenklappen, diese ermöglichen es dem Blut, den Weg von unten nach oben zu erreichen, hier ist die tiefe Bauchfellatmung und die Muskelpumpe sowie die Sogkraft des Herzens erforderlich, um einen ungehinderten Ablauf des Kreislaufes zu erlangen.

Es laufen immer eine Arterie und zwei Venen. Die Arterien liegen auch immer tiefer im Körper als die Venen.

Werden diese Venenklappen insuffizient, das heißt, sie schließen nicht mehr richtig, so sprechen wir von den Krampfadern, die innerlich oder äußerlich sichtbar liegen können.

Bindegewebsschwäche, erworben oder angeboren, führt zu den Zirkulationsstörungen. Langes Stehen, zu enge Kleidung sind nicht zu empfehlen.

Es ist ein häufig zu findendes Krankheitsbild, was nur vom Arzt diagnostiziert und behandelt werden darf. Das heißt, dass die Kosmetikerin mit allen Cellulitebehandlungen, Massagen im Ganzkörperbereich sowie auf alle wärmenden Masken oder Wickelmethoden verzichten sollte.

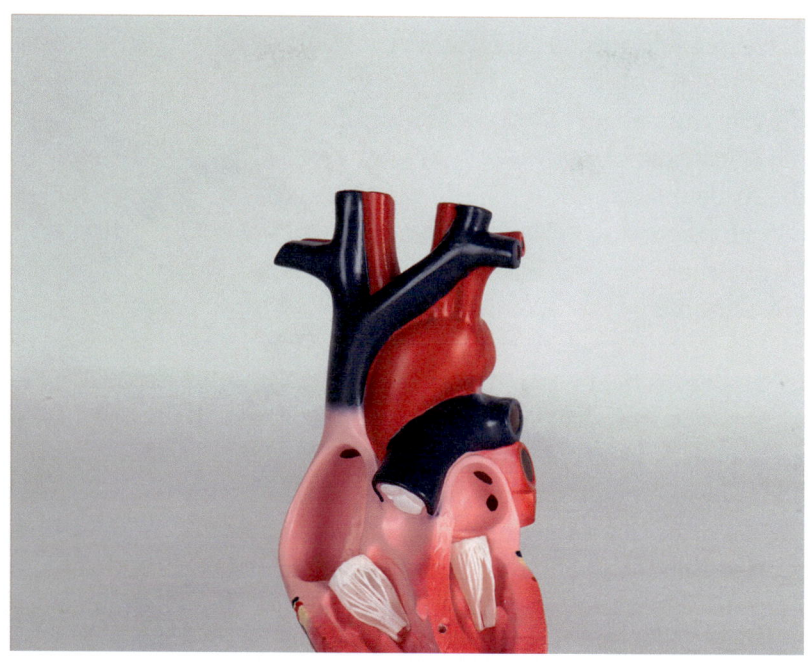

Das Herz ist ein muskuläres Hohlorgan

Das Herz ist ein muskulöses Hohlorgan. Es ist faustgroß und liegt im Brustkorb zwei Drittel links und ein Drittel rechts. Die Längsachse des Herzens verläuft von oben hinten rechts nach unten vorne links. Durch die Herzscheidewand – Septum – wird das Herz in zwei Längshälften geteilt. So entstehen Vorhof und Kammer. Jede Hälfte wird noch einmal durch die Segelklappen geteilt, diese stellen Ventile dar und verhindern, dass das Blut in die Herzvorhöfe zurückfließen kann.

Am Herzen selbst unterscheiden wir:

die Herzinnenhaut	=	Endocard
die Muskelschicht	=	Myocard
die Außenhaut	=	Epicard
den Herzbeutel	=	Pericard
Herzvorhof	=	Atrium
Herzkammer =		Ventrikel

Die Versorgung des Herzmuskels mit Blut erfolgt durch die beiden Herz-kranzarterien = Koronararterien, immer in der Erschlaffungsphase des Herzens gleich Diastole.

Die Herzspitze befindet sich zwischen der fünften und sechsten Rippe in Höhe der Brustwarzenlinie, hier fühlt man auch den Herzspitzen-stoß. Reanimierungspunkt. Es ist die Abgangsstelle der großen Körper-schlagader Aorta und der Lungenschlagader. An der Abgangsstelle der Lungenarterie und der Aorta befinden sich die Taschenklappen, die ein Zurückfließen des Blutes in die Kammer verhindern.

Die Arbeitsphase des Herzens nennen wir Systole, die Erschlaffungs-phase ist die Diastole. Beim Blutdruckmessen erscheinen die beiden Werte als hoher Wert in der Systole. Die Diastole zeigt den Restblutwert, der sich noch in den Gefäßen befindet.

Das Herz bekommt seinen Impuls vom Reizleitungssystem vom Sym-pathikus, der seinen Ansatz am Herzen mit 75 Schlägen in der Minute am Sinusknoten anzeigt und im Herzvorhofbereich liegt.

Er gibt seinen Impuls weiter an den AV-Knoten, der mit 45 Schlägen in der Minute tätig ist. Dieser Nervenpunkt liegt mittig des Herzens und aktiviert Vorhöfe und Kammern. Man nennt diesen Punkt auch Tawaraknoten.

Seine Reizweiterleitung aktiviert das hissche Bündel und die sogenann-ten Purkinjefasern, die die eigentliche Kontraktion des Herzens auslösen. Fällt der Sinusknoten als Hauptreizleitung aus, kommt es zur Synkope, das heißt der Mensch fällt um, es ist sofortige notärztliche Hilfe nötig, um das Leben des Menschen zu retten.

Das Reizleitungssystem ist für die Kosmetikerin wichtig, da oftmals mit Geräten, wie zum Beispiel dem Laser oder der Iontophorese oder mit einem Muskeltrainer = Reizstromgerät, gearbeitet wird und der Strom in den Körper geleitet wird. Es muss also immer darauf geachtet werden, dass die Kundin keinen Herzschrittmacher trägt. Durch den anderen Stromreiz könnte der Herzschrittmacher außer Kraft gesetzt werden!!!

Das Lymphsystem

Die Lymphe ist eine helle Flüssigkeit, die aus feinsten Haargefäßen durch die porösen Aderwände sickert, die Zellen und Gewebe umspült und sie mit Nahrungsstoffen versorgt und nimmt unbrauchbare Abfallstoffe des Zellstoffwechsels auf und transportiert ihn ab. Ein osmotischer Vorgang, der durch die Muskel- und Atemtätigkeit möglich wird. Die Lymphe ist unabhängig vom Blutkreislauf und ihre Flussrichtung ist entgegengesetzt. So läuft das Blut vom Herzen nach außen bis in die letzte Hautzelle, die Lymphe hingegen wie in einem Einbahnstraßensystem von unten nach oben, von außen nach innen. Die kleinsten Haargefäße werden nach innen zu größeren Sammelgefäßen, die sich dann wieder teilen und die Lymphlast der gesamten unteren Extremitäten und der gesamten linken Körperhälfte im Ductus thoracikus sammeln und dem linken Venenwinkel zuführen. Die Lymphlast des rechten oberen Körpers sammelt sich im Trunkus lymphaticus dexter und wird dem rechten Venenwinkel zugeführt.

Die Lymphgefäße beginnen blind mitten im Gewebe also in den Interzellularräumen des Körpers und es sind ihnen auf dem Weg zu den Sammelgefäßen die Lymphknoten als Filterstationen zwischen geschaltet. Diese Lymphknoten haben die Aufgabe, die stets nachfließende

Lymphlast zu reinigen und weiter zu transportieren. In den Lymphknoten werden auch neue Lymphozyten gebildet, die eine phagozytische Aufgabe übernehmen. Ähnlich wie die Leukozyten im Blut vernichten sie eingedrungene Krankheitserreger und bilden entsprechende Antikörper. Diese immunologischen Aufgaben machen die sogenannten Gedächtniszellen möglich. Das heißt, schon mal durchlebte Infektionskrankheiten, Kinderkrankheiten sind in den Gedächtniszellen als Information gespeichert und abrufbar, wenn man wieder mit einem infizierten Menschen in Berührung kommt. Die körpereigene Abwehr sorgt dann dafür, dass eine Erkrankung ausbleibt. Ebenso werden die Impfungen gespeichert. Hier sollten jedoch die Impfungen früh genug vor dem Urlaub verabreicht werden, damit der Körper die Zeit hat, die Abwehrkräfte aufzubauen.

Neben diesen großen Aufgaben reguliert das Lymphsystem auch noch den Wasserhaushalt des Körpers. Ödeme werden so vermieden. Schwellungen der Lymphknoten sind ein Alarmsignal dafür, dass im Körper ein Infektionsherd vorhanden ist und die Leukozyten die Abwehr alleine nicht bewältigen kann. Schaffen Leukos und Lymphozyten es nicht, die Erreger zu stoppen, kommt es zu einer Sepsis, einer bakteriellen Allgemeininfektion, die schnellstens vom Arzt behandelt werden muss.

In der Kosmetik spielt das Lymphsystem eine große Rolle, zum Beispiel bei der Auswahl der Pflegeprodukte im Gesichtsbereich, die Tränensäcke, hier keine Collagen- oder Hyaluronbehandlung, da die Symptomatik sich verschlimmert. Aber auch im Ganzkörperbereich bei Cellulitebehandlung muss beim Anlegen der Elektroden die Lymphflussrichtung beachtet werden und nach der Anamnese der Kundin gefragt werden. Sichtbare Ödeme an den Knöcheln oder den Beinen können auch andere Ursachen haben, die von der Kosmetikerin nicht behandelt werden dürfen.

Die Anatomie des Fußes

Das Fußgerüst wird in drei Teile gegliedert:
1. die Fußwurzel
2. der Mittelfuß
3. der Zehenteil

Die Fußwurzel gleich Tarsus besteht aus sieben Knochen:
1. Sprungbein gleich Talus
2. Fersenbein gleich Calaneus
3. Kahnbein gleich Naviculare
4. Keilbein I gleich Cuneinforme
5. Keilbein II gleich Cuneinforme
6. Keilbein III gleich Cuneinforme
7. Würfelbein gleich Cuboideum

Der Mittelfuß:

Er besteht aus fünf Knochen. Sie beginnen an der Fußwurzel mit der sogenannten Basis und enden nach vorne mit dem sogenannten Köpfchen. Der erste Mittelfußknochen liegt an der Innenseite. Unter dem Köpfchen des ersten Mittelfußknochens liegen die zwei Sesambeinchen, die der Verstärkung und Abfederung des ersten Mittelfußknochens liegen. Die seitliche Verbreiterung der Basis am Mittelfußknochen fünf wird als Höcker bezeichnet.

Der Zehenteil:

Er besteht aus 14 Knochengliedern, mit der Ausnahme der großen Zehe hat jeder Zeh drei Glieder. Man bezeichnet sie als Grundglied, Mittelglied, Endglied gleich Nagelglied. Das hintere verdickte Ende der Zehenglieder nennt man Basis, das vordere Knochenglied wird

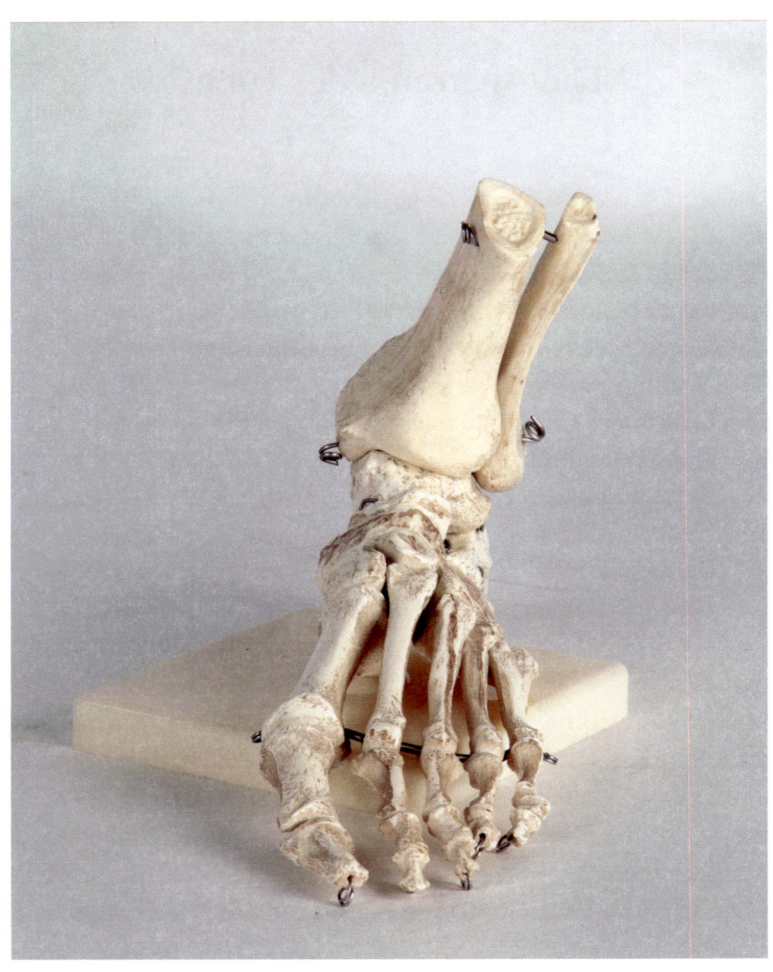

Die Anatomie des Fußes

als Köpfchen bezeichnet. Die Großzehe hat nur zwei Zehenglieder, das Grundglied und das Nagelglied oder Endglied. Die Zehengrundgelenke sind Kugelgelenke. Die Gelenke zwischen den einzelnen Zehengliedern sind Scharniergelenke.

Wir unterscheiden am Fuß zwei Sprunggelenke: das obere Sprunggelenk und das untere Sprunggelenk.

Das obere Sprunggelenk:
Es befindet sich zwischen Schienbein gleich Tibia und dem Wadenbein gleich Fibula einerseits und dem Sprungbein andererseits. Es ist ein Scharniergelenk, das den Vorfuß nach oben und unten bewegen kann. Das Heben und Senken des Fußes.

Das untere Sprunggelenk:
Befindet sich zwischen dem Sprungbein und dem Fersenbein einerseits sowie dem Sprungbein und dem Kahnbein andererseits. Funktionell aber bildet es eine Einheit. Die Bewegung geht um eine querverlaufende Achse und ermöglicht das Heben des inneren und äußeren Fußrandes gleich Supination und Pronation. Die übrigen Gelenke des Fußes sind verhältnismäßig straff und nicht so bedeutend. Die Zehen sind für das sichere Stehen und Gehen beziehungsweise Beugen und Strecken des Unterschenkels wichtig. Das Lisfranc'sche Gelenk befindet sich zwischen der Fußwurzel und dem Mittelfuß und wurde durch den französischen Chirurgen Jaques Lisfranc bekannt. Das Chopart'sche Gelenk befindet sich zwischen der ersten und zweiten Reihe der Fußwurzelknochen, das heißt zwischen Sprungbein und Fersenbein einerseits und dem Kahnbein andererseits.

Die Bänder

Die Bänder bestehen aus straffem Bindegewebe. Sie sind elastisch und biegsam, aber nur gering dehnbar. Bei Überbeanspruchung können sie reißen. Wir unterscheiden:

1. die Gelenkbänder
2. die Verstärkungsbänder gleich Kreuz- und Knöchelbänder
3. die Sohlenbänder

Die Gelenkbänder:
Sie verbinden die Knochen untereinander und helfen bei der Bildung der Gelenke.

Die Verstärkungsbänder:
Sie dienen der Verstärkung der Gelenkkapsel und zur Begrenzung der Bewegungsfreiheit der Gelenke.

Die Kreuz- und Knöchelbänder:
Sie umfassen zum Beispiel Teile des Fußes und halten ihn zusammen.

Die Sohlenbänder:
Sie befinden sich auf der Fußsohle und sie dienen der Verspannung und Verstärkung des Fußskeletts auf der Unterseite des Fußes gleich Plantarseite. Im Gegensatz zu den Bändern, die den Fußrücken verstärken.

Für den Fuß sind sechs Bänder wichtig!

1. Das Großsohlenband:
    Es liegt in der Fußsohle. Es entspringt an der Unterseite des Fersenbeins und erstreckt sich nach den Zehen zu in fünf einzelne Züge gespalten, bis zu den Grundgelenken der Zehen. Es ist ein besonders starkes Band, das die Aufgabe hat, die harte und ständige Belastung des Fußes aufzufangen und zu mildern sowie die elastische Verspannung der Längsgewölbe zu erzielen.

2. Das lange Sohlenband:
    Es kommt gleichfalls von der Unterseite des Fersenbeines und setzt an den Basen des Mittelfußknochens an.

3. Das kurze Sohlenband:
    Es kommt ebenfalls von der Unterseite des Fersenbeins und setzt am Ende der Fußwurzel (Keilbein, Würfelbein) an.

4. Das äußere Seitenband:
    Es verstärkt die äußeren Seiten des oberen Sprunggelenkes (Scharniergelenk) und ist in drei Teile gespalten, die an verschiedenen Stellen der Fußwurzel befestigt sind.

5. Das innere Sohlenband:
    Es verstärkt die Innenseite des oberen Sprunggelenkes und bildet eine dreieckige Platte, es wird auch Deltaband genannt. Das äußere und innere Seitenband sichert das obere Sprunggelenk bei den verschiedenen Stellungen des Fußes.

6. Das Pfannenband:
    Es befindet sich zwischen dem Fersenbein und dem Kahnbein. Der Kopf des Sprungbeins ruht auf diesem Band. Die Aufrechterhaltung des Fußskeletts ist weitgehend von diesem Band abhängig.

Das Muskelgewebe

Bereits beschrieben.

Die Muskeln, die auf Fuß und Zehengelenke wirken, werden in zwei Gruppen unterteilt:
1. lange Muskeln am Unterschenkel
2. kurze Muskeln, die am Fuß liegen

Die vordere Gruppe der langen Fußmuskeln besteht aus den Streckmuskeln. Die hintere Gruppe der langen Fußmuskeln besteht aus den Beugemuskeln. Die seitliche Gruppe der langen Fußmuskeln besteht aus zwei Muskeln, den Fußrandhebern, die auch an der Beugung des Fußes beteiligt sind. Die kurze Fußmuskulatur finden wir in der Fußmulde auf der Unterseite gleich Plantarseite des Fußes. Die langen Muskeln werden nach ihrer Lage und Funktion in drei Gruppen unterteilt:

die vordere Gruppe gleich Steckmuskeln gleich Extensoren,

die hintere Gruppe gleich Beugemuskel gleich Flexoren,

die seitlich laterale Gruppe Fußrandheber gleich Pronatoren.

In diesem Zusammenhang beschreibe ich noch die Knochen des Unterschenkels:
1. Schienbein
2. Wadenbein

Der Schaft des Schienbeins gleich Tibia ist dreieckig. Das verbreiterte obere Ende des Schienbeins ist mit dem Oberschenkel gleich Femur gelenkig verbunden (Kniegelenk). Das untere Ende des Schienbeins ist verbreitert und bildet den inneren Knöchel, den wir auch Melleolus tibiae nennen.

Das Wadenbein, auch Fibula genannt, ist wesentlich dünner als das Schienbein. Sein oberes Ende ist verdickt, es handelt sich um das Wadenbeinköpfchen gleich Capitulum fibulae und hat eine kleine ovale

Gelenkfläche, die der Verbindung mit dem Schienbein dient. Der Schaft des Wadenbeins ist vierkantig. Das untere Ende des Wadenbeins bildet den äußeren Knöchel gleich Malleolus fibulae, der tiefer liegt als der innere Knöchel. Schienbein und Wadenbein umfassen die Sprungbeinrolle. Wir sprechen auch von der Malleolengabel.

Die Gewölbe des Fußes

Wir unterscheiden drei Gewölbe am Fuß:
1. das Innenlängsgewölbe
2. das Außenlängsgewölbe
3. das vordere Quergewölbe

Das Innenlängsgewölbe reicht von der Ferse bis zum Köpfchen des ersten Mittelfußknochens.

Das Außenlängsgewölbe reicht von der Ferse bis zum Köpfchen des fünften Mittelfußknochens.

Das vordere Quergewölbe geht über den Fuß vom ersten bis zum fünften Mittelfußknochen. Das vordere Quergewölbe ist ein leicht gebautes Gewölbe und ist äußerlich kaum sichtbar.

Durch das Ineinandergreifen vorstehender Gewölbe wird die Fußmulde gebildet, die mit der kurzen Fußmuskulatur ausgefüllt ist und äußerlich kaum sichtbar erscheint.

Angeborene und erworbene Erkrankungen der unteren Extremitäten

Der Fachfußpfleger sollte auch über Erkrankungen informiert sein, die ausschließlich vom Facharzt, dem Orthopäden oder dem Dermatologen diagnostiziert und behandelt werden. Entzündungen aller Art gehören immer in die Hand des Arztes.

Viele Erkrankungen beziehungsweise Deformitäten an Bein und Fuß können angeboren oder erworben sein. Bei angeborenen Erkrankungen spielen häufig die Erbfaktoren eine große Rolle. O-Beine gleich Genu Varum gleich Knie, varusaum gleich krumm, nach außen gewölbt. O-Beine können angeboren oder erworben sein. Es kann eine angeborene Bindegewebsschwäche vorliegen, häufiger aber kommt es zur Ausbildung von O-Beinen durch Rachitis, einen Vitamin-D-Mangel beim Kleinkind. Der Knochen bleibt weich durch mangelnde Kalkeinlagerung und verbiegt sich bei Belastung. Bei gestreckten Beinen und Innenknöchelschluss bilden Unter- und Oberschenkel eine O-förmige Krümmung. Durch Fehlbelastung des Kniegelenkes kann es am inneren medialen Teil des Kniegelenkes zu einer Arthrose gleich degenerativen Gelenkerkrankung kommen. Außerdem können Traumaschäden wie zum Beispiel knienahe Frakturen, welche in Fehlstellung verheilen, zur O-Beinbildung führen. Der Gang des O-Beinigen kann ungeschickt bis watschelnd sein. Hinzu kommt meist eine schnelle Ermüdung und Belastungsunsicherheit.

X-Beine Genu valgum, Genu gleich Knie, valgus-a-um gleich krumm, nach innen gewölbt.

Auch das X-Bein ist angeboren oder erworben. Wie beim O-Bein kann es eine angeborene Bindegewebsschwäche oder eine knöcherne Fehlstellung sein. X-Beine können erworben werden durch Belastungsdeformitäten, bei bestehender Rachitis oder im höheren Alter auch durch Osteoporose gleich unzureichende Bildung von Knochensubstanz als Folge verminderter Osteoblastentätigkeit bei Eiweißmangelzuständen. Das X-Bein ist die häufigste Fehlstellung des Kniegelenkes. Bei gestrecktem Bein und Oberschenkelschluss stoßen die Knie gegeneinander und die Unterschenkel stehen voneinander getrennt. Das X-Bein tritt oft mit einem Knickfuß auf. Durch Überlastung kann es im lokalen Teil des Kniegelenkes zur Arthrose kommen. Die Behandlung wird allein durch den Facharzt durchgeführt.

Fuß- und Zehendeformitäten

Die Anforderung der Skelettanteile am Fuß ist verantwortlich für die Ausbildung des medialen und lateralen Längsgewölbes und des vorderen Quergewölbes. Die Gesamtkonstruktion wird durch die Bänder und Sehnen und Muskeln verbunden und gehalten. Schon geringe Veränderungen an einem Teil dieser Gesamtheit wirken sich auf die Fußhaltung beziehungsweise Fuß- und Zehenform aus. Muskel- und Bänderveränderungen ergeben Haltungsfehler. Dieser wiederum verursacht eine Fehlbelastung der Knochen und Gelenke und kann so am wachsenden Skelett zum Fehlwachstum führen. Daher sollte gerade bei Kleinkindern und heranwachsenden Jugendlichen verstärkt darauf geachtet werden, um gegebenenfalls schnell reagieren zu können.

Der angeborene Klumpfuß Pes equinovarus exavatus et adductus

Es handelt sich beim angeborenen Klumpfuß um ein Stehenbleiben auf frühembrionaler Entwicklungsstufe der ca. fünften bis zwölften Schwangerschaftswoche. Beim angeborenen Klumpfuß sind folgende Merkmale zu finden:

1. Der ganze Fuß ist sohlenwärts gebeugt (plantarflektiert Pes equinus Spitzfuß).
2. Bei Auswärtsdrehung des Fußes zeigt der Rückfuß verstärkte Varusstellung. Pes varus.
3. Der Vorfuß ist gegen den Rückfuß vermehrt adduziert gleich angezogen. Pes adduczus.
4. Der Vorfuß ist stärker als der Rückfuß plantarreflektiert, sodass ein Hohlfuß entsteht. Pes excavatus.

Der erworbene Klumpfuß kann durch Lähmungen, Verletzung des Fußskeletts zum Beispiel Brüche im Bereich der Fußwurzel und des Sprunggelenkes oder durch Narbenzug an der Innenseite des Unterschenkels des Fußes und der Fußsohle oder auch durch Knochen- und Gelenkentzündungen entstehen. Die Behandlung beim angeborenen Klumpfuß erfolgt durch den Facharzt.

Der angeborene Hackenfuß Pes calcaneus congenitus

Ursachen:
1. teilweise oder vollständiger Ausfall der Wadenbeinmuskulatur
2. Poliomyelitis Kinderlähmung
3. Lähmungen nach Verletzungen
4. unbehandelte Achillessehnenzerrung
5. Narbenzug am Fußrücken

Die Behandlung des angeborenen oder erworbenen Hacken-Hohlfußes nimmt der Facharzt vor.

Der Ballenhohlfuß (Pes excavatus)

Der Ballenhohlfuß erscheint verkürzt und gedrungen, es liegt lediglich ein stärker ausgeprägtes Längsgewölbe vor, so bezeichnet man dieses als hochgesprengten Fuß. Er verursacht selten Beschwerden. Allerdings ist es schwerer, an geeignetes Schuhwerk zu kommen. Die Schuhe sollten am Fußrücken gebunden werden, da zu enge Gummizüge über dem Fußrücken häufig Entzündungen über dem ersten Mittelfußknochen hervorrufen.

Der Ballenhohlfuß kann zur Krallenstellung der Zehen führen. Dabei berühren die Endglieder der Zehen nicht den Boden. Hammerzehen sind dorsal (am Rücken) dem Druck des Schuhoberleders ausgesetzt. Daher können sich auf den Gelenken Hühneraugen bilden, da bei den Hammerzehen die Endglieder auf der Schuhsohle stehen und bei jeder Abrollbewegung des Fußes einem Druck von unten her ausgesetzt sind.

Der angeborene Plattfuß

Der angeborene Plattfuß (Pes planus congeuitus) ist eine selten, meist einseitig auftretende Fußdeformität. Der Plattfuß des Neugeborenen zeigt eine Dorsalflexion des Vorfußes, sodass die Fußsohle konvex durchgebogen ist. Man spricht auch vom Schaukel- oder Wiegefuß. Der Rückfuß ist nach innen geknickt Valgusstellung. Die Behandlung obliegt immer dem Arzt.

Der Knickfuß (Pes plano-valgus)

Alle drei Fehlformen können kombiniert erscheinen beziehungsweise kann eine Fehlform zur Entwicklung einer anderen führen. Bei der Entstehung dieser Fehlformen kann man folgende Einteilung treffen: Deformierung des Fußskeletts:

1. Trauma zum Beispiel Fersenbeinfraktur, Fußknochen und Fußgelenke zerstörende Prozesse unter anderem Tuberkulose, rheumatischer Formenkreis, knochenerweichende Prozesse zum Beispiel Rachitis, Inaktivitätsatrophie.

2. Überlastung des Fußskeletts:
    Übergewicht, Schwangerschaft, X-Bein (Überlastung des inneren Fußgewölbes), O-Bein, kompensatorische Knickfußbildung, langes Stehen und Gehen auf harten Böden.

3. Verminderte Tragfähigkeit des Fußes:
    (Knochen, Kapsel, Bänder, Sehnen, Muskeln) angeborene
    Bindegewebs-Muskelschwäche durch inaktive Bettlägerigkeit,
    Gipsverband usw.
    Entstandene Schwäche von Kapsel, Bändern, Sehnen und Mus-
    keln. Traumaschäden und Entzündungen von Muskeln, Sehnen,
    Bändern und der Gelenkkapsel.

Maßnahmen zur Prophylaxe

Es sollte unbedingt darauf geachtet werden, dass Kleinkinder nicht zu früh zum Stehen oder Gehen gezwungen werden, da die Bänder, Muskulatur und Knochen noch nicht entsprechend gefestigt sind. Das Kind steht und geht alleine, wenn es fühlt, dass es die notwendige Fähigkeit dazu hat. Das Kriechstadium ist das Vorstadium zum aufrechten Gang.

Im Kriechstadium ist das Kind noch ein Vierfüßler, mit dem Aufrichten wird es zum Zweifüßler. Das Kind verteilt sein Körpergewicht auf Knie und Hände, so muss von dem Moment des Gehens der Fuß die gesamte Körperlast tragen. So wird auch verständlich, warum Übergewicht im Säuglingsalter nicht selten zum späteren Knick-Plattfuß führen kann. Das Barfußlaufen an unebenen Boden ist das beste Mittel, um Bänder und Muskeln zu kräftigen. Der Fachfußpfleger entfernt die so entstandenen Schwielen und Hühneraugen und überweist den Kunden an den Facharzt.

Der Spreizfuß (Pes transversoplanus)

Die Ursachen dafür sind:

1. angeborenen Bindegewebsschwäche
2. überhöhe Vorfußbelastung durch ungeeignetes Schuhwerk zum Beispiel Druck des Oberleders auf die Gelenke zwischen Mittelfußknochen und Zehenglieder, weiterhin durch zu hohe Absätze, Übergewicht berufsbedingte Belastung, zu langes Stehen
3. Polyarthritis die Entzündung der großen Gelenke

Am Mittelfuß und den Zehen ist die Deformität deutlich erkennbar. Die Mittelfußknochen weichen auseinander, die Zwischenräume werden größer, die Köpfchen der Mittelfußknochen 2, 3, 4 treten tiefer, das führt zur Abflachung des vorderen Quergewölbes und Vorfußverbreiterung. Durch das Auseinandertreten der Mittelfußknochen wird die Zugrichtung der an den Zehen angesetzten Sehnen verändert. Die Folge sind Zehendeformitäten wie Hallux valgus, Krallen und Hammerzehen. Da die Köpfchen der Mittelfußknochen durch das Absinken des Quergewölbes stärker belastet sind, bilden sich an diesen Stellen Schwielen oder auch Hühneraugen unter dem Vorfuß.

Der Fachfußpfleger sollte folgende Ratschläge geben:
1. Federnde Gummi- oder Kreppsohlen sowie eine weiche Einlage im Schuh mindern die Schmerzempfindlichkeit oder beseitigen sie sogar.
2. Die Absatzhöhe sollte 5 cm nicht überschreiten.
3. regelmäßige Fußgymnastik
4. Eine Spreizfußbandage oder Einlage zur Entlastung, all das mindert, aber führt nicht zur Rückbildung des Quergewölbes.

5. Das tägliche Schuhwerk sollte im Bereich der Zehengrundglieder eine seitliche Stütze bilden, dagegen müssen die Zehen im Schuh frei beweglich sein.

Führen all diese Maßnahmen nicht zum gewünschten Erfolg, das heißt zur Schmerzfreiheit, so muss eine exakt gearbeitete Einlage durch den Orthopäden verschrieben werden. In diese wird der Fuß eingebettet, ohne dass ein korrigierender Druck ausgeübt wird. Begleiterscheinungen wie Hallux valgus, Krallen- oder Hammerzehen können operativ behandelt werden.

Der Hallux valgus (nach innen gewölbter Großzeh)
1. Er ist die Folge einer Spreizfußentwicklung durch das muskuläre Gleichgewicht. Durch Abflachung des Quergewölbes erfolgt eine Abknickung der Großzehe im Grundgelenk zur Kleinzehenseite. Dabei erfolgt eine Abspreizung des ersten Mittelfußknochens. Die Streck- und Beugesehnen des Großzehenabziehers (M. abductor hallucis) verlagert sich nach lateral der Außenseite zu, dadurch wird die Großzehe abduziert und leicht proniert.
2. Zu enges Schuhwerk, das heißt zu spitz nach vor verlaufende Schuhe. Dabei wird die Großzehe mechanisch in die vorgeschriebene Lage gedrängt.
3. entzündliche Prozesse zum Beispiel Rheuma
4. Lähmungen
5. Verletzungen

Diese Behandlungen werden vom Facharzt übernommen.

Der Fersensporn (Kalkaneussporn)

Der Fersensporn ist eine dornartige, knöcherne Ausziehung an der Unterseite des Fersenbeines. Der Fersensporn ist zehenwärts gerichtet. Er entsteht durch Zug der dort entspringenden Muskulatur, M. flexor digitorum exvis und M. abductor hallucis sowie der Plantaraponeurose durch Abflachen des Längsgewölbes, zum Beispiel Plattfuß, Knickfuß. Es gibt noch einen hinteren oberen Fersensporn am Absatz der Achillessehnen. Etwa 20 % der Erwachsenen haben einen Fersensporn. Er verursacht nur selten Beschwerden wie zum Beispiel Belastungsschmerz beim Aufsetzen der Ferse oder Druckschmerz über dem Dorn. Man kann bei Schmerzhaftigkeit eine Druckentlastung anfertigen, die den schmerzhaften Bereich ringförmig umgibt.

Das Überbein (Ganglien)

Das Überbein kann einzeln oder mehrfach vorkommen. Es ist eine vom Bindegewebe ausgehende Geschwulstbildung im Bereich der Gelenkkapsel, Sehnen und Sehnenscheiden mit gallertartigem Inhalt. Das Ganglion findet man vor allem am Fußrücken, am Handgelenk und in der Kniekehle. Es zeigt ein langsames Wachstum, tritt bei bestimmter Gelenkstellung besonders hervor oder auch zurück.

Die Behandlung erfolgt durch den Facharzt.

Gefäßerkrankungen an Fuß und Bein

Wir unterscheiden
1. Arterienerkrankungen
2. Venenerkrankungen

Zu den Arterienerkrankungen gehören:
1. die Arterienverkalkung
2. die Arterienentzündung
3. der spastische Kaltfuß
4. das intermittierende Hinken
5. die Nekrose

Arterienverkalkung gleich Arteriosklerose, hierbei handelt es sich um eine degenerative Veränderung der Arterien durch Kalkablagerungen an den Gefäßwänden, die diese verengen und ihnen die Elastizität nimmt. In schweren Fällen führt das zu Gangrän.

Arterienentzündung: Es handelt sich hierbei um eine entzündliche Gefäßwandveränderung, die verschiedene Ursachen haben kann. Zum Beispiel Trauma.

Der spastische Kaltfuß: Es handelt sich meist um eine angeborene mangelhafte arterielle Blutversorgung der Beine. Es ist eine weit verbreitete Krankheit, die sich durch dauernde Kühle der Füße bemerkbar macht. Der spastische Kaltfuß ist oft mit einem Schweißfuß verbunden.

Das intermittierende Hinken: Es entsteht durch mangelnde Blutversorgung. Es treten starke Schmerzen in den Beinen auf, sodass der Betroffene häufig stehen bleiben muss. In Ruhe lassen die Schmerzen in der Muskulatur nach. Diese Erkrankung tritt in drei Stadien auf, wobei die Gehstrecken immer kürzer werden. Im Spätstadium müssen meist Amputationen vorgenommen werden.

Nekrose

Zur Nekrose kommt es immer dann, wenn die Durchblutung ganz ausfällt. Die betroffenen Glieder sind bläulich bis schwarz verfärbt und werden gefühllos und kalt. Man unterscheidet den feuchten und den trockenen Brand:
feuchter Brand gleich Gangrän
trockener Brand gleich Mumifizierung

Beim feuchten Brand handelt es sich um eine Zersetzung des abgestorbenen Gewebes durch Fäulnisbakterien. Übel riechende Flüssigkeiten und Gase werden abgesondert.

Beim trockenen Brand handelt es sich um einen Gewebetod ohne Bakterien, das Gewebe verfärbt sich, es wird lederartig und hart.

Zu den Venenerkrankungen gehören:
1. die Krampfadern
2. die Venenentzündung
3. die Thrombose
4. die Embolie

Die Krampfadern sind krankhaft veränderte und erweiterte Venen, deren Entstehung verschiedene Ursachen haben kann. Die hauptsächlichste Ursache ist wohl die von der Geburt an vorhandene Bindegewebsschwäche des gesamten Organismus und damit auch der Gefäßwände. Die geschwächten Venenwände geben dem Druck des Blutes nach, wobei die Venenklappen, die normalerweise ein Rückfließen des Blutes verhindern, nicht mehr schließen und das Blut sich ungehindert senken und stauen kann. Müdigkeit und Schwere in den Beinen oder auch leichte Schmerzen und Schwellungen am Unterschenkel sind die ersten Anzeichen von Krampfadern. Die Krampfadern können unsichtbar in der Tiefe des Gewebes liegen. Krampfadern entstehen oft in der Schwangerschaft, wobei der Druck auf die großen Venen im Unterleib zur Blutstauung führt.

Die Venenentzündung:

Es handelt sich hier um ein entzündliches Geschehen der Venenwände, das zu Thrombose und Embolie führen kann.

Die Thrombose:

Die Thrombose entsteht durch die Bildung von Blutgerinnseln in der Vene, Ablagerungen eines Thrombus an der Venenwand. Die Venenwand verdickt. Es ist auch möglich, dass das Innere der Vene durch den Thrombus ausgefüllt wird und die Vene verschließt.

Die Embolie:

Eine Embolie wird ausgelöst, indem ein Teil des Thrombus von seinem Entstehungsort gelöst und in die Blutbahn weitergeschwemmt wird, dann sprechen wir von einem Embolus. Durch den Kreislauf kann der Embolus in die rechte Herzkammer und von dort in die Lunge gelangen, wo er eine Lungenembolie auslösen kann.

Das Unterschenkelgeschwür gleich Ulcus cruris:

Das Unterschenkelgeschwür entsteht durch eine schlechte Durchblutung und somit Ernährung der Haut als Folgezustand von Krampfadern. Infizierte Verletzungen und Abschürfungen können die Ursache hierfür sein. Die Haut wird an den betreffenden Stellen dünner, bläulich verfärbt, glänzend und juckt. Auch arterielle Durchblutungsstörungen können die Ursache vom offenen Bein sein. In diesem Zusammenhang muss eine Stoffwechselkrankheit, die Zuckerkrankheit gleich Diabetes mellitus genannt werden, da diese Erkrankung zu Durchblutungsstörungen und als Spätfolge auch zu Amputationen führen kann. Diabetes mellitus ist eine krankhafte Störung des Kohlehydratstoffwechsels. Bedingt ist diese Erkrankung durch absoluten oder relativen Insulinmangel infolge einer Störung der B-Zellen des Pankreas gleich Bauchspeicheldrüse. Wir unterscheiden den jugendlichen Diabetes A und den Alters- oder Erwachsenendiabetes Typ 2 B. Der Typ A muss Insulin spritzen. Der Typ 2 B kommt meist mit entsprechender Diät und sportlicher Betätigung aus. Für den Fachfußpfleger heißt das, bei der Behandlung von Diabetikern besondere Vorsicht walten zu lassen. Der Fachfußpfleger darf so lange bei einem Diabetiker Behandlungen vornehmen, solange noch keine Nekrosen sichtbar sind. Von einem diabetischen Fuß spricht man erst dann, wenn nicht heilende nekrotische Gewebe sichtbar sind. Der Arzt behandelt.

Der Podologe übernimmt dann die weiteren Fußpflegen

Ein gut sichtbares Schild an der Wand im Wartezimmer ist hilfreich, darauf aufmerksam zu machen, dass man keine diabetische Fußpflege macht beziehungsweise dass sich die Kunden direkt vor der Behandlung zu erkennen geben. Ansonsten hilft auch ein Anamnesebogen, auf dem man gleich alle Arten von Gefäßerkrankungen abfragen kann.

Hämophilie gleich Bluterkrankheit

Die Bluterkrankheit ist eine seltene vererbbare Krankheit, bei welcher die Gerinnungszeit des Blutes sehr verlängert ist. Nur Männer können echte Bluter sein.

Bei den Blutern fehlt nur ein Serumbestandteil, der für den Gerinnungsmechanismus nötig ist, das antihämophile Globulin. Selbst bei geringsten Verletzungen ist die Gerinnungszeit extrem lang. Die Wunden können Tage bis zu Wochen bluten und bis zur Verblutung führen. Ganz besondere Vorsicht ist bei einem solchen Kunden geboten. Es sollte unbedingt auf Skalpell und Hobel verzichtet werden. Wobei mal gesagt werden muss, dass eine gute Fachfußpflege immer ohne Blut vonstattengehen sollte.

Es gibt aber auch die sogenannten künstlichen Bluter, die durch Einnahme von Medikamenten dazu gemacht werden. Die Risikofaktoren bleiben hier ebenso bestehen, wie eben erwähnt.

Sollte es aber mal zu einem Zwischenfall dieser Art in Ihrer Praxis kommen, muss der Kunde sofort einen Arzt aufsuchen.

Es ist auch gut, sich das vom Kunden unterschreiben zu lassen, dass Sie ihn gebeten haben, einen Arzt aufzusuchen. Es geht hier um die Sicherheit des Kunden und Ihre Sicherheit.

Allgemeine Erkrankungen

Die Zellgewebsentzündung gleich Phlegmone

Es ist eine eitrige flächenhaft fortschreitende Entzündung des Zellgewebes, die sich nach Verletzungen, Karbunkeln, Insektenstichen usw. bilden kann. Es entsteht eine teigige rote Schwellung der Haut, die mit starken Schmerzen verbunden ist. Hohes Fieber und Drüsenschwellungen sind die Begleiterscheinungen. Im Gegensatz zum Abszess, der sich abkapselt, verbreitet sich die Phlegmone immer weiter. Eine Folge der fortschreitenden Zellgewebsentzündung ist die Erkrankung der Lymphgefäße (rote Streifen auf der Haut), die durch Schwellungen der Lymphknoten sichtbar wird. Nach Abklingen der eigentlichen und ursprünglichen Infektion wird auch meistens die Lymphknotenentzündung zurückgehen. Es kann auch zu einer Vereiterung der Lymphknoten kommen, die in schweren Fällen in eine allgemeine bakterielle Entzündung gleich Sepsis übergeht.

Schleimbeutelentzündung (Bursitis)

Die Bursitis finden wir hauptsächlich an Körperstellen, wo ständig Bewegungen von Weichteilen gegen Knochen stattfinden oder auch starker Druck von Weichteilen gegen Knochen stattfindet. Es handelt sich um Spalträume im Gewebe, deren Innenwand eine Flüssigkeit, Gelenkschmiere, die Synovia, in die Hohlräume absondert, wodurch eine gute Verschiebung der Gewebslagen gegeneinander ermöglicht wird. Schleimbeutelentzündungen können durch Verletzungen oder Infektionen entstehen. Die Entzündung führt zur Schwellung durch Eiweiß, Druckempfindlichkeit, Wandverdickung und vermehrte örtliche Wärme, Schmerzen und Bewegungseinschränkung sind die

Folge. Außer an den natürlichen Stellen können sich auch Schleimbeutel an anderen Stellen bilden, die für einen andauernden Druck
nicht geeignet sind, zum Beispiel über dem ersten Mittelfußköpfchen
bei Verlagerung der Großzehe, Hallux valgus. Durch Druck oder Reibung können auch sie sich entzünden und Beschwerden verursachen.
(Ärztliches Gebiet.)

Entzündungen

Unter einer Entzündung versteht man die Gegenwirkung der Körperge-
webe auf verschiedene Schädigungen. Merkmale einer Entzündung sind:
Rötung, Hitze, Schwellung, Schmerz und eventuell Bewegungseinschränkung an den Gelenken. Eine Schwellung entsteht bei Zerreißen
der Zellen, was zum einem Austritt von Flüssigkeiten in den Zellzwi-
schenräumen zur Folge hat oder bei Entzündung infolge von Stauung
der Flüssigkeit gleich Blutfülle. Durch Blutfülle können vermehrt rote
Blutkörperchen an die betroffene Stelle gelangen, was wiederum zur
Röte führt. Hitze und Schmerz sind ebenfalls Folgen der vermehrten
Blutansammlung. (Ärztliches Gebiet.)

Der Schweißfuß

Es befinden sich ca. zwei Millionen Körperschweißdrüsen, die ihr Sekret
über die Ausführungsgänge an die Oberhaut abgeben. Es werden täglich
ca. ein Liter Schweiß über diesen Weg abgegeben, ohne dass es auf der
Haut sichtbar wird. Erst bei einer übermäßigen Schweißabsonderung,
die einen Liter übersteigt, sprechen wir von einer Hyperhidrosis, die
sich als Tropfen auf der Haut zeigt. Extreme Anstrengung zum Beispiel
im Sport oder Schwächezustände nach einer durchlebten Krankheits-
phase oder psychische Belastung sowie hormonelle Umstellungen in den
Wechseljahren führen zu diesem Krankheitsbild.

Eine stark schwitzende Haut ist meist gereizt und gerötet. Durch die andauernde auf der Haut stehende Feuchtigkeit quillt die Oberhaut und erscheint weißlich verfärbt. Der Säureschutzmantel wird zerstört, was das Eindringen von Bakterien und Pilzen und anderen schädlichen Stoffen begünstigt. Bläschenbildung und Hautablösungen sind nicht selten.

Der Schweißfuß bedarf einer besonderen Hygiene:
1. tägliche Waschungen (nicht zu warmes Wasser, da die Wärmeeinwirkung den Schweißfluss anregt)
2. sehr gute Trocknung der Füße, vor allem zwischen den Zehen
3. täglich frische Handtücher
4. täglich frische Baumwollstrümpfe (kochfeste Strümpfe)
5. oft wechselndes Schuhwerk (Lederschuhe, Sandalen)
6. keine Fettcremes benutzen (da es durch die Fettbasis zum Hitzestau kommen kann, besser sind antimykotische Sprays oder Puder)
7. regelmäßige Fußgymnastik zur Stärkung der Fußmuskulatur ist empfehlenswert

Schwellungen an den Füßen

Schwellungen an den Füßen können verschiedene Ursachen haben und gehören immer in die Hand des Arztes!!

Frostbeulen gleich Perniones

Frostbeulen stellen einen chronischen Frostschaden dar. Es sind rundliche Schwellungen, die bei Erwärmung jucken und brennen. Sie entstehen durch Kälte, sind also jahreszeit- und witterungsbedingt. Vor allem bei schlechter Durchblutung der Beine und Füße. Zu enges Schuhwerk behindert zusätzlich die Blutzirkulation und es entstehen bei Kälte oder zu hoher Luftfeuchtigkeit an Stellen, die besonderem Druck ausgesetzt sind, die Frostbeulen. Diese verschwinden in der warmen Jahreszeit und erscheinen mit Beginn des Herbstes oder Winters erneut. Durchblutungsfördernde Salben, Fußgymnastik, Wechselbäder, Wassertreten, Massage der Füße und Beine können prophylaktisch helfen.

Gicht

Gicht ist eine Stoffwechselkrankheit, die durch zu viel Harnsäure entsteht. Die überschüssige Harnsäure lagert sich in bestimmtem Gewebe ab. Im Knorpel, den Sehnen und den Schleimbeutel entstehen Entzündungen, es ist ein akuter Fall, der meist über nacht zu starken Schmerzen und Schwellungen an den Gelenken führt. Oft ist der Großzeh betroffen. Die Behandlung erfolgt durch den Arzt. Aber auf Dauer bilden sich Knötchen aus Uratkristallen auch an den Fingern. Diese Krankheit befällt fast nur Männer. Diese Erkrankung ist nicht so selten, da spielt ein Zuviel an Nahrungszufuhr eine große Rolle.

Arthrose

Die Arthrose ist eine degenerative Gelenkveränderung. Besonders betroffen sind die Gelenke, die durch starke Beanspruchung und Belastung Knorpelschädigungen schneller unterworfen sind. So werden vorwiegend das Knie- und Hüftgelenk befallen. Auch bei X- und O-Beinen kann es zu arthrotischen Veränderungen im Kniegelenk kommen. Im Verlauf der Arthrose können sekundäre Entzündungen der Gelenkkapsel mit Weichteilschwellungen, Ergussbildung im Gelenk zu Schmerzen führen. Man spricht von Arthritis deformans. Wenn nicht genügend Gelenkschmiere gleich Synovia vorhanden ist, kommt es zur Gelenkdestruktionen, das heißt zu Knorpelzerstörungen. Feuchtigkeits- und

Nährstoffverlust führen zu arthrotischen Randzackenbildung, die wiederum zu Bewegungsschmerzen und damit zur Bewegungseinschränkung führt. Typisch für dieses Krankheitsbild ist der morgendliche Einlaufschmerz, der dann nach und nach abnimmt. Der Belastungsschmerz, der damit zunimmt. Im Verlauf dieser arthrotischen Prozesse kommt es nicht selten zur Versteifung der Gelenke. Einbruch der Gelenkflächen und Kapselbandüberdehnung führen zum instabilen Gelenk. Die Behandlung erfolgt durch den Arzt, der Physiotherapeut unterstützt durch entsprechende Maßnahmen, wie Massage, Krankengymnastik. Durch diese Maßnahmen wird die Durchblutung angeregt und die verspannte Muskulatur gelockert. Aber auch orthopädische Schuhe können hier helfen.

Die trockene spröde oder rissige Haut

Die trockene spröde oder schon rissig gewordene Haut an den Füßen kann innere und äußere Ursachen haben, erbgebunden oder erworben sein. Der Fett- und Wassermangel dieser Haut durch Störungen zum Beispiel im Vitaminhaushalt oder durch Allergien sowie durch die mangelnde Funktion der Talg- und Schweißdrüsen lassen die Haut trocken oder rissig aussehen. Aber auch die äußeren Ursachen, wie zum Beispiel die Einwirkung von chemischen Stoffen, Seifen, Säuren, Laugen, Salze führen zu diesem Hautbild.

Es ist gezielt auf die Ernährung und die regelmäßige Trinkmenge zu achten und die regelmäßige Hautpflege mit Fettcreme oder Ölen.

Äußere mechanische Einwirkungen auf die Haut

Reibung, Druck, Scheuern und Quetschungen sind mechanische Einwirkungen mit mehr oder weniger starken Folgen. Eine einmalige starke mechanische Einwirkung auf die Oberhaut, ohne dass die anderen Hautschichten in Mitleidenschaft gezogen wurden, kann zu einer Abschürfung gleich Erosion führen, die jeweils im Bereich der Einwirkung liegt. Bei gewaltsamer Durchtrennung der Haut durch äußere Einflüsse, entsteht eine Wunde gleich Vulnus. Im Gegensatz heilt eine Abschürfung ohne Narbenbildung ab. Wiederholte mechanische Einwirkungen entsprechender Art und Stärke führen zu einer Hautentzündung, gleich Erythem. Je nach Einwirkungsort können Blasen entstehen, zum Beispiel durch zu enge Schuhe. Bei andauerndem Druck auf die Oberhaut (ohne Schädigung derselben) kann sich eine Schwiele gleich Tylositas bilden. Die meisten Menschen sind der Ansicht, dass Schwielen sehr harmlos sind, weil sie anfangs nicht schmerzen. Eine Schwiele ist ein Symptom einer Allgemeinerkrankung des Organismus und nicht nur eine örtliche Angelegenheit. Es ist, dass Menschen mit einer trockenen Haut eine besondere Disposition zur Schwielenbildung haben. Außerdem lässt eine Schwiele erkennen, dass das tiefer liegende Gewebe erkrankt ist und Veränderungen am Fußskelett stattgefunden haben. Durch diese Skelettveränderungen wird der innere Druck auf die Gewebe ausgeübt, der mit dem äußeren Druck das Entstehen einer Schwiele begünstigt. Durch das Zusammenpressen der Oberhautzellen kommt es zu einer vermehrten Verhornung und somit kann sich aus der bereits vorhandenen Schwiele ein Hühnerauge gleich Clavus bilden. Es gibt aber auch Hautverdickungen, die natürliche Schutzpolster für die Ferse und Köpfchen der Mittelfußknochen eins bis fünf sind.

Das Hühnerauge

Man kann das Hühnerauge als eine Weiterentwicklung oder Abart der Schwiele bezeichnen. Im Gegensatz zur Schwiele ist der Clavus immer genau begrenzt. Innerhalb dieser Begrenzung kann man in den meisten Fällen nach Abtragung der Hornschicht einen zentralen Dorn erkennen, der keilförmig und spitz in die Hornschicht eingedrungen ist. Durch den von außen entstehenden Schuhdruck und den Gegendruck von innen, durch die höchste Stelle eines Knochenvorsprungs gleich Gelenkdeformierung, entsteht dieser Dorn, der bis zur Knochenhaut gleich Periost vordringen kann und äußerst unangenehme Schmerzen verursacht. Durch den inneren Druck wird die Haut gespannt und damit werden die Schweiß- und Talgdrüsenausführungsgänge an der Hautoberfläche erweitert. In diese Ausführungsgänge kann übermäßig vermehrte Hornmasse hineingepresst werden, die durch die nach oben trichterförmig verbreiterten Ausführungsgänge eine konische Form erhält. Der Dorn wächst also immer von außen nach innen. Je stärker der andauernde Druck auf die betreffende Stelle wirkt, umso tiefer kann sich der Dorn entwickeln. Die Form der Hühneraugen ist verschieden und es können sich je nach Beschaffenheit der Knochenveränderungen mehrere Dornen bilden.

Hühneraugen am Grund der Zehenzwischenräume

Sie entstehen durch Knochenverschiebung, vor allem bei Spreizfuß drückt oft das Köpfchen des vierten Mittelfußknochens auf das Grundglied der kleinen Zehe.

Zwischenzehenhühneraugen

Zwischenzehenhühneraugen, die in die Tiefe gehen und Schwielen bilden, die einfach aus harter, verdickter Haut an der Oberfläche liegen, entstehen durch Knochendeformitäten. Schwielen finden wir hauptsächlich an der Fußsohle, sie entstehen durch langes Stehen und Gehen, Spreizfuß beziehungsweise Hohlfuß. Beim Spreizfuß finden wir die Schwielen unter dem Köpfchen des ersten bis vierten Mittelfußknochens, da sich diese gesenkt haben. Beim Hohlfuß sind die Auftrittsflächen unter den Köpfchen des ersten bis fünften Mittelfußknochens sehr belastet. Vermehrte Bildung weicher Hühneraugen gleich Clavus mollis. Manchmal treten in der Mitte der Sohle oder mehr noch zur Ferse hin ausgeprägte tiefe Hühneraugen auf, es handelt sich hierbei um die harten Hühneraugen Clavus durus, die ebenfalls empfindlich schmerzen, hier sollte man prüfen, ob ein Nagel oder eine Unebenheit im Schuh diese Stelle reizt, ist das nicht der Fall, sollte ein Arzt befragt werden.

Hirsekörner

An der Fußsohle finden wir auch die sogenannten Hirsekörner, die in der Regel keine oder nur minimale Beschwerden verursachen und leicht zu entfernen sind. Es handelt sich um eine Hornansammlung, die sich oberflächlich gebildet hat und sich schnell löst.

Grundsätzlich gilt, nicht zu viel Verhornung abzutragen, da die Hornschicht als Schutz gedacht ist und bei den entsprechenden Belastungen mehr oder weniger stark ausgeprägt ist. Hier zählen das Körpergewicht ebenso wie die täglichen Bewegungen, die die Person so bewältigt, sodass bei zu starker Hautabtragung Schmerzen beim Laufen auftreten können. Hier gilt nicht nur das gepflegte Äußere. Wobei tägliche Waschungen und das Auftragen von Fußcreme sehr wichtig sind.

Hühneraugen auf Großzehballen

Sie beruhen in erster Linie auf Knochendeformitäten oder auch auf Erfrierungen (Frostbeulen). Sie sind schwierig zu behandeln. An dieser Stelle findet man oftmals viele kleine Clavi, sie legen sich gerne in tiefere Hautfalten und verursachen stechende Schmerzen. Es empfehlen sich ein Ballenschutz oder orthopädische Maßschuhe.

Entzündete Hühneraugen

Ein Hühnerauge, das einen stark geröteten Hof aufweist, wird im Allgemeinen als entzündetes Hühnerauge bezeichnet. Es ist zu klären, ob es sich nur um eine einfache Gewebereizung handelt oder ob sich wirklich eine Eiteransammlung in den tieferen Hautschichten befindet. Ist das der Fall, klagt der Kunde meist über ein Wärmegefühl oder ein leichtes Pulsieren im Gewebe. Nicht selten kommt es nach einer Selbstbehandlung des Kunden zu einem solchen Problem. Es wurden entsprechende Hühneraugenmittel eingesetzt, die zu oft und zu großzügig aufgetragen wurden, um die Verhornung zu erweichen. Oder es wurde zu viel und zu tief geschnitten. Auch die Arbeit von noch ungeübten Fußpflegern kann durch den Gebrauch der Fräser solche Verletzungen setzen. Es handelt sich also hier um eine Abwehrreaktion des Körpers auf schädliche Einwirkung. Wichtig ist dann, den Kunden zur Weiterbehandlung zum Arzt zu schicken.

Vereitertes Hühnerauge

Manchmal können Entzündungen zu Eiterungen ausarten. Besonders wenn diese Eiterungen auf Selbstbehandlung des Kunden zurückzuführen sind. Oder wenn es sich um offene Wunden handelt, die zudem schlecht heilen, sollte unbedingt ein Arzt konsultiert werden. Stößt man bei der Behandlung eines Hühnerauges unvermutet auf Eiter, wird diese Stelle freigelegt, desinfiziert, der Eiter entleert, desinfiziert und ein Pflaster angelegt. Der Kunde wird gebeten, sofort einen Arzt aufzusuchen, da man nicht absehen kann, in wie weit die Krankheitserreger eingedrungen sind. Im schlimmsten Fall kann es zu einer Knochenhautentzündung gleich Osteomyelitis kommen. So ist der Arztbesuch unumgänglich und sehr wichtig.

Hühneraugen auf Schleimbeutel

Völlig falsch ist es, den Schleimbeutel als Bestandteil des Hühnerauges zu sehen oder zu meinen, er sei erst mit diesem entstanden. Ein Schleimbeutel kann im Gegenteil die Entstehung eines Hühnerauges verhindern, da er ja die Funktion hat, die umliegenden Gewebe zum Beispiel Haut, Knochenhaut oder Sehnenscheiden vor Reiz zu schützen. Andererseits findet man unter gereizter Haut besonders an den Ballen und auf der Streckseite der Zehen auch schleimbeutelähnliche Gewebeneubildungen, für die der Ausdruck Schleimbeutel gebraucht wird. Man sieht nicht immer von außen oder unter dem Hühnerauge einen Schleimbeutel sitzen. Verdächtig ist auf alle Fälle ein gereizter Clavus an den genannten Stellen, bei denen der verhornte Rand strahlenförmig aussieht und in der Mitte kreisrund eine dicke Keratinschicht liegt. Diese Scheibe löst sich relativ leicht. Verhornte Hautteile lassen sich mit einer kleinen Hautzange leicht abziehen, dann erscheint ein Loch, ohne dass es zu einer Blutung kommt.

Manchmal tritt etwas Gewebeflüssigkeit aus. Hier kann es schnell zu einer Entzündung kommen und die Desinfektion während der Behandlung ist mehr als nötig.

Die Dornwarzen Verrucae plantaris

Die Dornwarze ist eine Abart der gewöhnlichen Warze. An Stellen, an denen die Warze keine Möglichkeit hat, sich nach oben auszudehnen, wächst sie in die Tiefe und bildet einen Dorn. Sie kommt an der Fußsohle vor. Hier darf auch der Fußpfleger tätig werden.

Die Entfernung von Warzen geschieht am sichersten durch die Behandlung des Facharztes.

Harte Hühneraugen finden wir immer auf den Zehen und auf der Fußsohle, es sind die, die wir als Clavus durum bezeichnen.

Die weichen Hühneraugen sitzen immer zwischen den Zehen und wir bezeichnen sie als Clavus mollis, sie sind weicher und dünner als die harten Hühneraugen.

Pilzerkrankungen

Man unterscheidet die Hautpilzerkrankungen gleich Dermatomykosen und die Nagelpilzerkrankungen gleich die Onychomykosen. Die Pilzerkrankung ist eine Infektionskrankheit, hervorgerufen durch kleine Fadenpilze (pflanzliche Parasiten), die in der Haut wachsen und ein Geflecht bilden. Man spricht auch von einem Myzel.

Der Geschäftsaufbau

Zum Aufbau und Führung eines Geschäftes gehört zunächst einmal das Fachwissen um das Produkt, was es gilt zu verkaufen. Neben einer Orientierung nach der entsprechenden Stadt oder Lage für dieses Produkt folgt die Größe des Ladenlokales und dessen Miet- oder Kaufpreis plus Nebenkosten. So sollte man auch darauf achten, dass man sich nicht gleich für zehn Jahre verpflichtet, in diesem Ladenlokal zu bleiben.

Die Gestaltung der Inneneinrichtung sollte Ihrem individuellen Geschmack nach vorgenommen werden, weil man seine eigene Persönlichkeit mit einbringt, damit sich die Kunden, die Ihren Kosmetiksalon betreten, bei Ihnen zu Hause fühlen. Es gilt in der Kosmetik, möglichst Dauerkunden zu gewinnen, sie bieten Ihnen die Sicherheit in finanziellen Dingen.

Produkte und Preislisten sollten nicht so oft geändert werden, besser ist es, einen guten Behandlungspreis und Produktpreis zu haben, wonach sich die Kunden orientieren können.

Das von Ihnen gewählte Logo auf den Terminkarten, Visitenkarten, Briefkopf sollte dauerhaft und einmalig sein, etwas wodurch Sie sich präsentieren. Dieses Logo hat also einen hohen Wiedererkennungswert. Man sieht es und weiß, wer dahinter steht. Logo und Person und Geschäft werden eins.

Ein ganz gravierender Aspekt ist aber die eigene Sicherheit, mit der man ein Geschäft führt. Man muss sich so sicher sein, dass dieses Geschäft immer läuft. Es beginnt schon oft damit, ob man sagt, ich mache mich selbständig, aber dennoch zum Beispiel Geld von der Familie annimmt, um bestimmte Dinge anzuschaffen. Oder man bespricht alles mit der Familie und lässt sich dadurch von den eigenen Vorstellungen abbringen. All das sind Zeichen von Unsicherheiten, die man ganz ausschließen muss. Denn eins steht fest, wer Geld annimmt, wird nachher mit seinen Geschäftseinnahmen die sogenannten Löcher stopfen und sein eigenes Konto nie ins Plus bringen. Denn zahlen muss man als Geschäftsinhaber immer. Da sind zum Beispiel der Steuerberater, das Finanzamt, das Gesundheitsamt, um nur ein paar feste Bestandteile zu nennen, die neben der Miete und den anderen Nebenkosten plus Angestellte so anfallen. Auch müssen neben den reinen Behandlungskosten die Verkaufsprodukte immer wieder neu bestellt und bezahlt werden.

Als Angestellte in einem Betrieb macht man sich um solche Betriebsinterna keine Gedanken und man erhält das monatliche Geld.

So sollte man, bevor man diesen Schritt in die Selbständigkeit macht, genau überlegen, ob man die Organisation und Kundenbeschaffung wirklich auf sich nehmen möchte. Um Kunden zu halten, muss die Umgangsform mit den Menschen stimmen. Die Höflichkeit hat Priorität, vor allem dann, wenn es sich um schwierige Kunden handelt. Hier steht das Bitte am Anfang und ein Dankeschön am Ende einer Behandlung oder eines Verkaufs. Ein großer Punkt ist auch die Diskretion, mit der man umgehen sollte, denn es handelt sich hier um fremde Menschen, mit denen man umgeht und nicht um Bekannte oder Familie.

So gehört es auch zu den Aufgaben des Chefs, Einblick in viele weitere Geschäftsbereiche zu haben und diese zu kontrollieren, zum Beispiel die Buchführung und Bankgeschäfte sowie den Einkauf und die Terminierung von Geschäftskunden, die Angestellten dahingehend zu schulen, denn auch sie können dazu beitragen, dass Kunden nicht mehr kommen. Es empfiehlt sich ohnedies, so lange als möglich sein Geschäft alleine zu führen. Angestellte müssen auch bezahlt werden. Ich halte es auch sehr wichtig, auf das Du innerhalb eines Betriebes zu verzichten. Es muss so sein, dass in allen anfallenden Situationen jeder weiß, wer der Chef ist.

Jedes Geschäft unterliegt ganz normalen Schwankungen, wo mal mehr, mal weniger Einnahmen da sind. Zum Beispiel in der Urlaubszeit. Auch diese finanziellen Schwankungen müssen abgefangen werden. Ein Geschäft betreibt man immer als Lebenseinnahmequelle, es ist eine Lebensphilosophie, die viel Flexibilität und Arbeitseinsatz fordert und oftmals wenig Zeit für die Familie oder Hobby freigibt. Man wird zu dem, was man macht. Mensch und Geschäft sind eins. So wird der Dauereifer belohnt und das gut laufende Geschäft wird sich immer tragen.

Man wird nie müde, da weiterzugehen. Auch dann nicht, wenn es mal gerade nicht so gut läuft. Denn auch hier gilt, wer aufgibt, hat verloren und das kann der Verlust von allem sein. Es ist also ein ganz hoher Preis, den man zahlt, wenn man anderen mehr Macht gibt als nötig, oder anders ausgedrückt, wenn man es sich zu einfach macht und andere machen lässt, um selbst mehr Freizeit zu haben. Oder das ganz falsche Denken, ich bin der Boss und die Angestellten arbeiten. Das geht selten gut.

Man wird nicht von den normalen, wenn auch oft hektischen Alltagssorgen krank, sondern die anderen Verpflichtungen, wie zum Beispiel Sorgen im Privatleben, machen einem zu schaffen.

Das ist auch so ein Punkt, bei dem man sich hinterfragen sollte, was ist mir wichtiger! Karriere oder Familie, denn beides fordert enorm, und eins von beiden leidet!

Nicht jeder ist für die Organisation Familie und Geschäft geschaffen. Oftmals gibt es schon Schwierigkeiten in der Familie und dem Beruf als Angestellte. Je intensiver man sich für eine Situation einsetzt, desto besser läuft sie.

Um dauerhaft ein gut laufendes Geschäft zu betreiben, gehört neben dem Organisationstalent die Ehrlichkeit zu sich selbst und zu den Kunden. Das heißt gegebenenfalls auch mal auf etwas zu verzichten oder zurückhaltender mit den eigenen Standpunkten umzugehen, nicht auf genau die Termine zu bestehen, die vorgegeben wurden, stur zu beharren. Es ist immer der Umgang mit dem Kunden, der einem einen guten Ruf hinterlässt und das damit verbundene Produkt, was letztendlich verkauft werden soll. Person, Name und Produkt sind eins.

Hier öffnet sich gleich eine weitere Türe zum Erfolg, die eigene Namensgebung. Es sollte für den Kunden immer ersichtlich sein, wer hinter dem Geschäft, dem Produkt steht. Oftmals steigt man in eine Firma und deren Ruf und Namen ein, meint dann besser gesehen zu werden, da der Name dieses Geschäftes schon so lange erfolgreich besteht. Da aber jeder eine eigene Persönlichkeit vertritt und niemals so sein kann wie der Vorgänger, sollte man sich immer selbst namentlich einbringen. Es ist ja auch möglich, dass ehemalige Kunden sich getäuscht fühlen und mit dem Produkt nicht zufrieden sind oder sich mit dem Umgangston, der durch andere Menschen eben auch anders ist, nicht anfreunden können oder wollen. Wenn man schon ein Geschäft eröffnet, sollte man auch die Größe haben, seinen eigenen Ruf aufzubauen.

Ist ein Geschäft von einer verheirateten Frau geführt worden, es aber im Laufe der Zeit zur Trennung, Scheidung gekommen ist, so sollte die Frau ihren eigenen Namen wieder annehmen und einen ehrlichen Neubeginn starten, denn wenn dieses Geschäft mal veräußert wird, wird der Name des Exmannes rausgehalten, auch aus finanziellen Forderungen, die dann eventuell gestellt werden. Ebenso müssen die gemeinsamen Veranlagungen in jeder Hinsicht getrennt werden. Erst nach Klärung aller Vermögensverhältnisse ist für beide Beteiligten ein unkomplizierter Neuanfang ohne Nachforderungen möglich.